からだにやさしい
耳・鼻・喉・口・眼の がん治療

サイバーナイフの治療で形態と機能を温存する

渡邉 一夫・堀 智勝 監修

宮﨑 紳一郎・福島 孝徳 著

近代セールス社

著者まえがき

　頭蓋底および顔面、頸部には種々様々な腫瘍が発生します。〝良性腫瘍〟はそのほとんどが、脳神経外科と頭蓋底外科を専門とする熟達エキスパート医師による根治的全切除で治癒します。しかし、広汎に伸展し、重要な神経や血管を巻き込む腫瘍では、良性でも一部分残さざるを得ず、そこで、サイバーナイフの治療が適応となります。

　耳、鼻、喉、口、眼に発生する悪性腫瘍（がんや肉腫）は症状が出る頃には大きく成長、浸潤し、フリーマージンを確立する全切除が困難な症例が多いのです。しかも、拡大手術による顔貌や形状の変化により社会的生活が困難となる例が多くみられます。したがって、　これら顔面、頭頸部がんに対し、体にやさしく、切らずに治す〝超精密コンピュータロボットシステム〟による定位的高精度「サイバーナイフ治療」が21世紀の〝決め手〟として脚光を浴びています。

　宮﨑紳一郎先生は、私、福島孝徳の一番弟子の一人（脳神経外科専門医）で、35年以上の親交があります。彼は15年以上に及ぶサイバーナイフ治療の専門医で、患者総数にして１万例を超える臨床経験と優れた治療実績を積み重ねております。この間、多数の英文学術論文を発表し、かつ、一般ドクター、患者さん、ご家族のために、病気とサイバーナイフ治療をやさしく解説した一般向け著書を３冊上梓しています。特に最近、出版された『乳がん・子宮がんに負けないために』というサイバーナイフ治療の本はベストセラーになっています。

　この度、耳、鼻、喉、口、眼のがんに対するサイバーナイフ治療の結果を詳細に、かつ平易にイラストなどを加えて解説した４冊目の本が出版されました。

　全国の一般ドクター、患者さん、ご家族、ご友人、すべての皆様に読んで理解を深めていただけるように心から切望いたします。

2018年３月
米国デューク大学脳神経外科教授
福島孝徳

監修者まえがき

　新百合ケ丘総合病院が開院し5年8ヵ月が経過しました。ちょうど6度目の春、桜の季節を迎えることができました。

　さて、サイバーナイフセンターはこの間、7,200例の治療が実施されたと聞いております。この膨大な数の治療実績は、患者さんとそのご家族、そして、患者さんをご紹介いただいた多くの病医院でがん治療にあたる主治医の皆様のご理解とご支援のもと、丹念に一つひとつの治療を着実に実行し、その経験が蓄積された結果であろうと拝察しているところであります。

　今回はこの治療実績の中で、いわゆる〝頭頸部がん〟と呼ばれる首から上の部位に発生するがん治療について、そのエッセンスを分かりやすく、今まで通りPETCTやCT、MRの画像などを多く使って示した本になっています。今回の特集を読了して、私には、次第にこのサイバーナイフの治療の真実、すなわち、従来からのあらゆる治療の概念と少し異なる、何か新しい〝希望〟が垣間見えてきているように感じてなりません。そのなかでも耳、鼻、喉、口、眼というそれぞれ形態も機能もそのまま残らないと、その後の生活の質が維持できない頭頸部という部位に焦点をあてたがん治療の闘いが、本書では非常によく示されていると感じました。

　引き続き、著者の福島孝徳教授と宮﨑紳一郎部長、両医師とサイバーナイフセンターのたゆまぬ努力と地道な治療への取り組みに対して、変わらぬご支援をお願いしたいと思います。併せて今後とも引き続き、当法人へのご指導、ご鞭撻のほど、重ねてよろしくお願い申し上げます。

2018年3月

南東北グループ

一般財団法人　脳神経疾患研究所付属　総合南東北病院

理事長　総長　渡邉一夫

監修者まえがき

　宮﨑紳一郎先生の頭頸部がんのサイバーナイフによる治療成績の概要が、本書には詳述されている。頭頸部がんの特徴は外科的切除を行うと、外形に変化を来し、QOLに大きな障害を来す可能性があることである。

　新百合ケ丘総合病院の耳鼻科の方針として、なるべくQOLを保ったまま患者さんの希望も考慮しながら、放射線治療をフルに活用して治療にあたろうという大きな目標がある。宮﨑先生も頼まれればサイバーナイフで極力治療を行い、外面の変形や神経機能の温存を図りながらサイバーナイフ治療を行った結果が本書に集約されている。

　宮﨑先生の著作にいつも意見を述べさせていただいているが、いつも感心することは宮﨑先生の治療に真摯に取り組む姿勢である。勉強も半端ではなく、常に生活のすべてを患者さんの治療に捧げている。治療に関する本も次々に上梓されており、本を書く度に新しい発見があり、反省もある。

　頭頸部がんに限らず、私ども脳神経外科の治療前後にサイバーナイフの治療を行っていただき、随分助けていただいているし、お互いに持ちつ持たれつの良い関係性を保持して現在に至っている。

　宮﨑先生のサイバーナイフ治療を受けたesthesioneuroblastoma（鼻腔神経芽細胞腫）の患者さんの開頭手術を行い、術後の浮腫を伴った腫瘍の摘出を行った患者さんは現在、術後3年が経過しているが、かなり認知症が進行してはいるものの、在宅で息子さん夫婦の介護を受けながら、脳外科外来に通っていただいており、認知症の治療とMRでの追跡を外来で行っている。

　脳神経外科とサイバーナイフは切っても切れない密接な関係を保ちつつ、少しでも患者さんのQOLを保ちながら疾患の制覇を目指しながらコラボしている。

　今後も宮﨑先生がご健康で、寝る間も惜しんで患者さんの治療に専念されることを祈念しつつ、本書を推薦させていただく。

2018年3月

新百合ケ丘総合病院

客員名誉院長　堀　智勝

からだにやさしい
耳・鼻・喉・口・眼のがん治療
サイバーナイフの治療で
形態と機能を温存する

Contents

著者まえがき	福島孝徳	001
監修者まえがき	渡邉一夫	002
監修者まえがき	堀　智勝	003

第1章　耳、鼻、喉、口、眼の病気とサイバーナイフ治療

1 希少な耳、鼻、喉、口、眼などの頭頸部のがん ……………………008

2 サイバーナイフと定位放射線治療 …………………………………010

3 サイバーナイフを有効に活用するには ……………………………012

5年8ヵ月の治療症例数と治療部位について（解説）……………………014

第2章　耳のがんを治療する

❶ 耳の構造 ……………………………………………………………016

❷ 耳の病気とサイバーナイフ治療 ……………………………………018

❸ 耳のがんの治療例

　① 左外耳道がん　60代女性 ……………………………………… 020

　② 右外耳道がん　80代男性 ……………………………………… 021

　③ 左外耳道がん（扁平上皮がん）　60代男性 ………………………… 022

　④ 右外耳道・頸静脈孔骨肉腫　20代女性 ……………………………… 023

　⑤ 右耳下腺がんの副咽頭間隙進展（腺様嚢胞がん）　50代女性 ……………… 024

　⑥ 大きな右耳下腺がん（腺房細胞がん）　50代男性 ……………………… 025

コラム1 〈耳下腺がんの治療〉顔面神経の機能は温存できるか ………………… 026

第3章　鼻のがんを治療する

❶ 鼻の構造 …………………………………………………………………… 030

❷ 鼻のがんとサイバーナイフ治療 ………………………………………… 032

❸ 鼻のがんの治療例
　1 鼻腔がん（腺様嚢胞がん）　30代男性 …………………………… 034
　2 鼻腔悪性黒色腫（重粒子線治療後）　60代男性 ……………… 035
　3 悪性リンパ腫（鼻腔）　30代女性 ………………………………… 036
　4 形質細胞腫（鼻腔上顎洞）　60代男性 ………………………… 037
　5 若年性鼻咽頭血管線維腫　10代男性 ………………………… 038
　6 嗅神経芽細胞腫　50代男性 ……………………………………… 039
　7 鼻腔、篩骨洞、眼窩を占拠する悪性リンパ腫（T-cellリンパ腫）　70代女性 … 040
　8 悪性黒色腫（上顎洞）　50代男性 ……………………………… 041
　9 篩骨洞がん　80代男性 …………………………………………… 042

コラム2 〈蝶形骨洞がん、篩骨洞がんの治療〉
　　　　　視機能と下垂体機能は守れるか ………………………………… 043

第4章　喉のがんを治療する

❶ 喉の構造 …………………………………………………………………… 046

❷ 喉のがんとサイバーナイフ治療 ………………………………………… 048

❸ 喉のがんの治療例
　1 上咽頭がんの頭蓋底斜台進展　60代男性 …………………… 050
　2 中咽頭がんと頸部リンパ節転移　50代女性 ………………… 051
　3 喉頭がん（声門上がん）　60代女性 …………………………… 052
　4 中咽頭がん　60代男性 …………………………………………… 053
　5 下咽頭がん　70代男性 …………………………………………… 054
　6 喉頭がん（声門上がん）　70代男性 …………………………… 055
　7 下咽頭がん　60代女性 …………………………………………… 056
　8 下咽頭がんと頸部リンパ節転移　60代男性 ………………… 057
　9 大きな喉頭がん（扁平上皮がん）　50代女性 ……………… 058

コラム3 中咽頭がんとヒトパピローマウイルス（HPV） ………………… 059
コラム4 喉、頸部は多種多彩ながん、腫瘍病変がみられる銀座4丁目 ……………… 061
コラム5 拡がる甲状腺がんへのサイバーナイフ治療の適応と応用 ………………… 066

Contents

第5章　口のがんを治療する

❶ 口の構造 ………………………………………………………… 074

❷ 口のがんとサイバーナイフ治療 …………………………………… 076

❸ 口のがんの治療例

　① 腺様嚢胞がん（口蓋）　50代女性 ………………………… 078

　② 甲状腺乳頭がんの口蓋転移　70代女性 …………………… 079

　③ 口腔底がん　70代男性 ……………………………………… 080

　④ 舌がんと下顎リンパ節転移　60代女性 …………………… 081

　⑤ 顎下腺がん　60代男性 ……………………………………… 082

　⑥ 口腔底がん　60代男性 ……………………………………… 083

　⑦ 下顎歯肉がん　50代男性 …………………………………… 084

　⑧ 上顎歯肉がん　60代女性 …………………………………… 085

　5年8ヵ月の治療症例数と治療部位について(集計) ………………… 086

第6章　眼のがんを治療する

❶ 眼の構造 ………………………………………………………… 088

❷ 眼のがんとサイバーナイフ治療 …………………………………… 090

❸ 眼のがんの治療例

　① 眼窩内悪性リンパ腫　90代女性 …………………………… 092

　② 鼻腔、篩骨洞より眼窩内へ進展する
　　悪性リンパ腫（T-cellリンパ腫）　70代女性 ……………… 093

　③ 脈絡膜悪性黒色腫　50代女性 ……………………………… 094

　④ 上顎がんの眼窩内進展　60代男性 ………………………… 095

　⑤ 眼窩内腫瘍（リンパ腫）　40代女性 ……………………… 096

　⑥ 上顎洞がんの眼窩内進展（粘表皮がん）　80代男性 …… 097

　⑦ 乳がんの眼底脈絡膜転移　60代女性 ……………………… 098

　⑧ 悪性黒色腫（篩骨洞より眼窩内進展）　60代女性 ……… 099

　⑨ 左眼窩内リンパ腫（MALTリンパ腫）　60代男性 ……… 100

著者あとがき　宮﨑紳一郎 …………………………………………… 101

第1章

耳、鼻、喉、口、眼の病気と
サイバーナイフ治療

1 希少な耳、鼻、喉、口、眼などの頭頸部のがん

●頭頸部のがんの発症率は
がん全体の5％程度

本書は、耳、鼻、喉、口、眼に生じたがんなどに対して、サイバーナイフという放射線治療装置を使って実際に治療した症例などを盛り込んで構成しました。

各器官についての治療ポイントなどは後ほど述べるとして、ここでは、上記器官の病気に対する認識と、サイバーナイフという放射線治療装置の特徴などについて解説します。

まず、耳、鼻、喉、口、眼の各器官ですが、皆さんもご存知の通り、これらの器官は、「聞く」「嗅ぐ」「食べる」「話す」「みる」などといった、人間の生活にとって重要な五感をつかさどっています。眼を除くこれらの器官を、医学用語では「頭頸部」といいます。

頭頸部は、脳から下、鎖骨から上の部分までを指します（右イラスト参照）。具体的に部位別でいうと、口腔、咽頭、喉頭、鼻腔、副鼻腔、唾液腺、甲状腺、そして頸部食道といった領域に分けられます。

頭頸部のがんの発症率は、がん全体の約5％といわれています。全体からみると、とても少ないのがこのがんの特徴です。発症率が少ないとはいえ、頭頸部などにがんができると、人間の五感に関係している器官がありますから、社会生活に支障を来します。

たとえば、下咽頭がんは初期では分からないものの、徐々に頸部リンパ節が腫れてきますので、みた目にこぶ状のものが隆起するのが分かります。また、口腔にがんができると、

食べ物を咀嚼する（かみ砕く）力や、嚥下（飲み込む）する力などが弱まってしまいます。

頭頸部には含まれませんが、頭部にある眼にもがんなどの悪性腫瘍が生じます。眼の奥に腫瘍ができると、眼球が飛び出すこともあります。

●手術による治療は
QOLに大きく関わってくる

いずれの場合も、標準治療として、手術、化学療法、放射線治療のいずれかで対処することになりますが、内臓などの場合と異なり、手術で切除できないケースも出てくるのが、頭頸部の特徴です。

頭頸部は体幹部と異なり顔など表面にみえている部分に器官があるので、治療の仕方によっては顔相が変わってしまうというリスクもあります。手術を選択した場合、切除部分が欠損することから、これを補うための再建手術を行うこともできますが、患者さんにとっては負担の重い話です。

何よりも、生活に支障が出る可能性が高くなることから、生活の質（QOL：Quality Of Life）がどうしても落ちてしまうという問題に直面する場合が多いのも頭頸部などのがんの特徴です。

こうした状況を鑑み、生活の質が落ちないような治療の選択をするには、頭頸部および眼のがんに対する知識を持つことも大切です。

以上のように、頭頸部および眼にがんが発症した場合、患者さんとしては、どのような治療方法を選択するかによって、さまざまなリスクがあることを認識する必要があります。

頭頸部はどこまで？

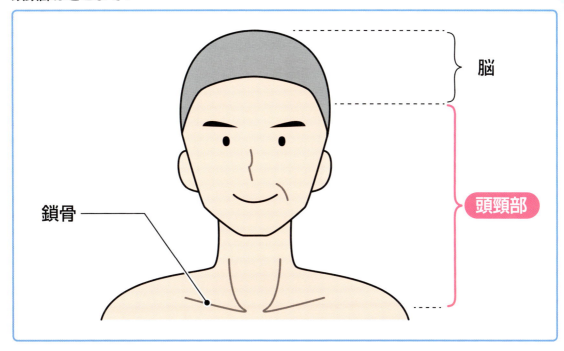

頭頸部の器官の働き

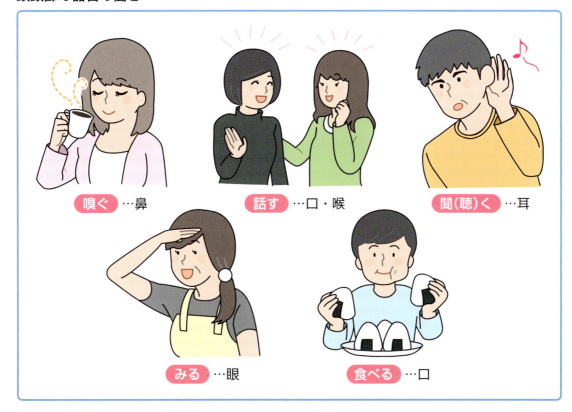

2 サイバーナイフと定位放射線治療

●リニアックとサイバーナイフはどこが違うのか

前項では少々気が重くなるような話をしましたが、手術以外に耳や鼻、喉、口といった頭頸部および眼のがんに対する治療方法の一つとして、定位放射線治療（SRT）という放射線治療を選択する場合があります。

定位放射線治療とは、ある特定の部分に放射線を集中的にあてて治療することにより、腫瘍などを縮小消退させることができる放射線治療法の一つです。患部に対してピンポイントで放射線をあてることから、「ピンポイント照射」とも呼ばれます。

定位放射線治療を行うための治療装置には、医療用電子直線加速器（リニアック）、ガンマーナイフ、そしてサイバーナイフがあります。このうち、日本で最も普及しているのはリニアックで、現在、日本の医療機関には約800台が導入されています。放射線治療の実に8割近くがこのリニアックを使っていることから、放射線治療を受けた方のなかにはみたことがある人もいるでしょう。

一方、私たちが利用しているサイバーナイフは全国の医療機関に現在、38台導入されています。ここで、リニアックとサイバーナイフの違いについて説明すると、リニアックは直線加速器の一般名称で、商品名としてはノバリス、シナジー、TrueBeam、Vero-4DRTなどがあります。定位放射線治療だけを実施するために治療器は存在しているわけではなく、骨盤照射、乳房照射、全脳照射、縦隔照射、IMRT（強度変調放射線治療）な

どいろいろな部位にそれぞれの手法で実績に従って使用されています。

現在でも放射線治療の一施設で取り扱う治療の1割程度が、いわゆる高精度放射線治療と呼ばれる定位放射線治療などの手法です。それ以外は、従来からの通常分割治療が1日の治療の大半を占めているようです。サイバーナイフは小型のリニアックがロボットに搭載された放射線治療法の中の定位放射線治療という方法だけを実施するために開発された定位放射線治療専用機で、リニアックの中の一つの商品名です。

●機能や能力を知り尽くしどう対応するかが大切

サイバーナイフはいろいろな治療手法の中の定位放射線治療だけしか実施できません。いろいろな商品名の各リニアックもサイバーナイフも、治療をする使用者のための〝道具〟であろうと思います。道具は急速に発展し、機能も向上します。その機能や能力を十分に知り尽くして、がん患者さんにどのように対応するとよいのかを考えるのが大切です。

話が少しそれましたが、治療器はいろいろな原理や特徴を持ち合わせていますが、総合的な治療能力、精度はみな同じく大差はないと思います。むしろ、どのようにすればうまく治療できるかの実績や経験のほうが大事です。耳や鼻、眼などの周辺には重要な血管や視神経があります。また生命維持に大切な脳がすぐ上にあることからも、放射線を患部に対して的確に照射できる装置を選択することが、重要になってくるといえます。

第1章 ▶ 耳、鼻、喉、口、眼の病気とサイバーナイフ治療 011

サイバーナイフ

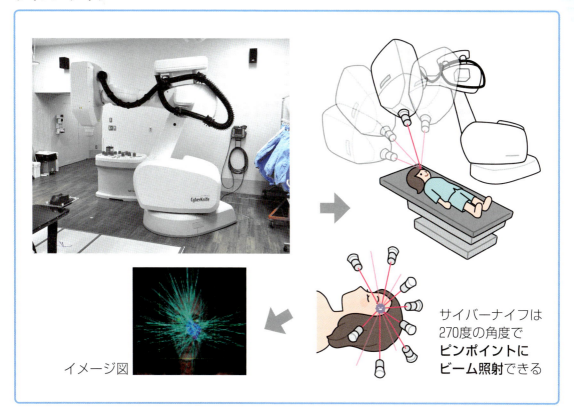

イメージ図

サイバーナイフは270度の角度で**ピンポイントにビーム照射**できる

リニアック

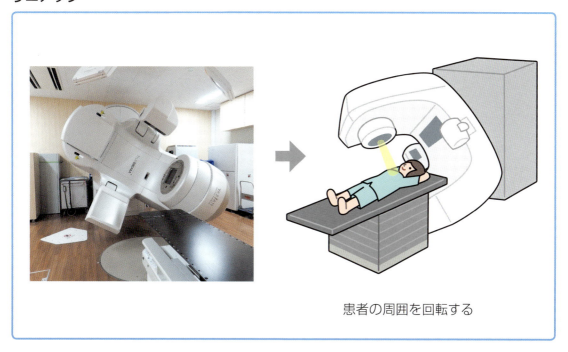

患者の周囲を回転する

3 サイバーナイフを有効に活用するには

●PETCT検査により
がん細胞の様子を画像化する

　サイバーナイフ治療を行うには、必要となる検査があります。それは、PET（Positron Emission Tomography：陽電子放出断層撮影）と、CTを組み合わせた「PETCT」という機器による検査です。

　PETCTは、一度の検査で全身の状態をみることができます。この検査では、FDGと呼ばれる検査薬剤を投薬します。これはブドウ糖に似た薬で、がんがブドウ糖を吸収する性質を利用して、FDGをがん細胞がブドウ糖と認識して取り込まれる様子から、がん細胞の状態を画像化するのです。

　頭頸部のがんは、頭頸部という場所自体、容積が小さいことから、がん細胞が発生して腫瘍になっても、それほど大きくはならないという特徴があります。しかし、一方では、手術するのは難しい部位ともいわれます。

　例えば、鼻の周辺にはいくつもの空洞があります。これらを「副鼻腔」と呼んでいますが、ここにがんができると、手術を選択した場合、顔の中央部にメスを入れることになります。このとき、鼻の周辺の骨や組織なども切除することから、顔自体が変わってしまうことも考えられます。

　こうした治療のあとでは、顔の再建手術が行われることもありますが、顔はできれば切らずに治したいと考える患者さんからすると、治療の選択は難しくなります。

　ただ、頭頸部にできたがんが原発か、それとも別の臓器から転移してきたものかを検査する必要があります。そこでPETCTによる検査で、頭頸部以外の部位にがんがないかどうかを確認することが大切です。

　もう一つ、頭頸部で大事なことは、先述した治療後のQOLです。悪い部分を取り除くことで、器官の機能も失うかもしれません。特に顔相が著しく変わったり、声帯を切除したりして声を出せないなど、治療後のQOLにも気をつかうことが必要です。

　頭頸部がんは手術や化学療法では対処できない場合があります。サイバーナイフも万能ではありませんが、これまでの治療から分かることは、治療する手段がない、手術に踏み切る勇気がない、治療に痛みが伴わない、という条件には合う治療法として、サイバーナイフを選択する患者さんが多いようです。

●扁平上皮がんは放射線感応度が
高く治療には有効

　頭頸部のがんは、細胞の扁平状の上皮にできる扁平上皮がんが大半を占めます。実は、扁平上皮がんは放射線の感応度が高く、治療の効果が比較的良好といわれています。

　こうしたことから、サイバーナイフなど放射線治療を行うことも、選択肢の一つとして考えてもよいのではないでしょうか。

　なお、定位放射線治療以外にも、重粒子線や陽子線、IMRTといった先進医療技術もあります。どの治療法を選ぶかは患者さんの希望次第ですが、体に負担がかからず、他の臓器への影響を最小限に抑え、短期間で治療できるサイバーナイフもまた、選択肢の一つとして検討いただければと思います。

第1章 ▶ 耳、鼻、喉、口、眼の病気とサイバーナイフ治療　013

がん検査に欠かせないPETCT

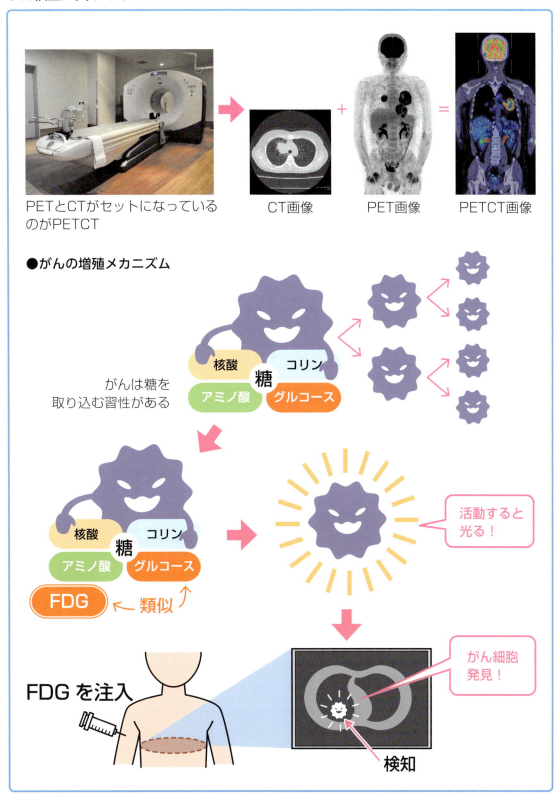

5年8ヵ月の治療症例数と治療部位について（解説）

　新百合ケ丘総合病院が開院して5年8ヵ月間が経過しました。この期間に実施したサイバーナイフの治療症例数とその治療部位を表とグラフにしたものが、図1と図2（ともに86頁）になります。

　最も多く治療した病変部位は、全身の各種がんよりの疼痛を伴うことの多い骨転移（1,938例）と各部位のリンパ節転移（1,584例）でした。この骨転移とリンパ節転移を合わせると3,522例になり、全体の症例数（7,200例）の約半数（48.9%）を占めています。この数字はまさにサイバーナイフの治療の主な役割は、全身のがん全体と戦うのではなく、ごく限られた局所の転移病巣のコントロール（制御）であることをよく示していると思います。脳・脊髄・脳神経（1,855例）は約4分の1（25.8%）になりました。

　ここまでの骨転移、リンパ節転移、脳・脊髄病変の3つを合わせると約4分の3（74.7%）を占めることになります。これに続いて、肺・気管・縦隔が817例（11.3%）、頭頸部384例（5.3%）、肝・胆・膵248例（3.4%）が傾向として多くみられます。肺転移や縦隔転移はサイバーナイフの治療対象として今後も増えていくであろうと実感しているところですが、この傾向が数字で裏付けられた格好です。これらはサイバーナイフの定位放射線治療に際して〝目の前にみえるものを正確に叩き、みえないものは予防的に叩かない〟という原則、治療の意図がそのまま反映されている結果であると考えます。

　サイバーナイフの定位放射線は、腫瘍の種類、放射線への感受性、腫瘍の大きさ（体積）、部位、周辺組織の状況、症状などにより、1回照射、3〜5回照射、7回照射、8〜12回照射など分割回数がそれぞれの作成した治療計画で有効性、安全性を考慮して、個々に設定し実施します。これらを勘案すると、この5年8ヵ月の7,200例の治療計画を実行するために、総計30,368回、患者さんに治療を受けてもらった計算になります。

　さて今回は、いわゆる頭頸部の耳・鼻・喉・口・眼のがんの治療例についてまとめてみることになりました。上記の治療部位の分類では、全身のリンパ節転移と骨転移をそれぞれ一つのまとまりとして扱いました。しかし、さらにこれらの全身のリンパ節転移と骨転移の中で、頭頸部にこれらの病変がいったい何例存在していたかをさらに詳細に資料を確認してみました。その結果、リンパ節転移が862例、頸椎転移などの骨転移が157例、合わせて1,019例がいわゆる頭頸部にあたることが判明しました。すなわち、上記の原発性の頭頸部がん384例（5.3%）に頭頸部の骨転移、リンパ節転移などの1,019例を加えると、1,403例（19.5%）の治療病変が頭頸部であったことが明らかとなったのです。

　これまでの5年8ヵ月という歳月において、サイバーナイフ治療例の約20%が、今回扱う耳・鼻・喉・口・眼の頭頸部に存在する原発性あるいは転移性の病巣を標的にして実施した症例になります。この数字が示す事実は後ほど、コラム4「喉、頸部は多種多彩ながん、腫瘍病変がみられる銀座4丁目」でも実例を示して触れていますので、ぜひご参照ください。

第2章

耳のがんを治療する

1 耳の構造

●耳は音の情報を脳へ伝達する

耳は、頭の側頭部にある耳介（耳殻）と呼ばれる部位から鼓膜という器官までを外耳、鼓膜からアブミ骨という器官までを中耳、アブミ骨から蝸牛と呼ばれる器官までを内耳といいます。

音の伝わり方を使って耳の構造を詳しくみてみましょう。

音は、目にはみえない「波長」という振動が空気中を伝わって耳介に入ります。耳介はラッパのような形状で、いわゆる集音器の役目を果たしており、前方に向かって広がっています。耳介から入った音は、外耳の中を通り鼓膜に達します。鼓膜は外耳と中耳の境界にあり、円形状の薄い膜でできた器官です。鼓膜は外からの音の振動を捉え、鼓膜の内側にある耳小骨と呼ばれる３つの小さな骨に伝えます。耳小骨は音を増幅する働きがあり、３つの骨（ツチ骨、キヌタ骨、アブミ骨）までテコの原理により振動を伝えます。

この耳小骨の奥には、カタツムリのような渦を巻いた形状の蝸牛と呼ばれる器官があります。蝸牛の中にはリンパ液が入っており、ここにある感覚細胞の「有毛細胞」が音を感知し、これが蝸牛の先にある蝸牛神経に伝わります。蝸牛神経は脳につながっていて、最終的に音は脳に送られて分析されます。

音が低く聞こえたり、高く聞こえたりするのは、音の波長をどのようにとらえるかの違いです。人間の耳は低い方で約20Hz（ヘルツ）から、高い方だと１万5,000〜２万Hz

位までとらえることができます。耳で聞き取れる波長の幅を「可聴周波数」といいます。

音が聞こえるということは、こうしたさまざまな器官が作用して、最終的に脳へ伝達され、脳で音を聞き分けるのです。

●平衡感覚を保つ役割もある

耳には音を聞き取るという機能のほかに、もう一つ、大事な機能があります。それは、人間の平衡感覚を保つという働きです。人間の平衡感覚をつかさどっている器官が、耳小骨の奥にある三半規管や耳石（器）と呼ばれる部位です。蝸牛と呼ばれる器官とつながっていて、カタツムリのような形状をした頭の部分に相当する場所を指します。

耳介が前に向いているのは方向をとらえるためといわれていて、音の発する場所を三半規管や耳石がとらえ、身体全体の平衡感覚を保っています。三半規管や耳石に何らかの障害が起こると、目眩や立ちくらみをしたりしますが、それは、平衡感覚をつかさどる器官だからです。また、大音量により耳に大きな負荷を与えると、耳が聞こえづらくなることがありますが、これは突発性難聴という症状になります。

難聴には伝音性と感音性があり、内耳器官の三半規管や蝸牛など感音性の器官に異常を来すと、音が聞こえづらくなったり、平衡感覚を失ったりします。

このように、耳の機能が効かなくなると単に聞こえないだけでなく、身体全体に影響を与えることになります。

耳の構造

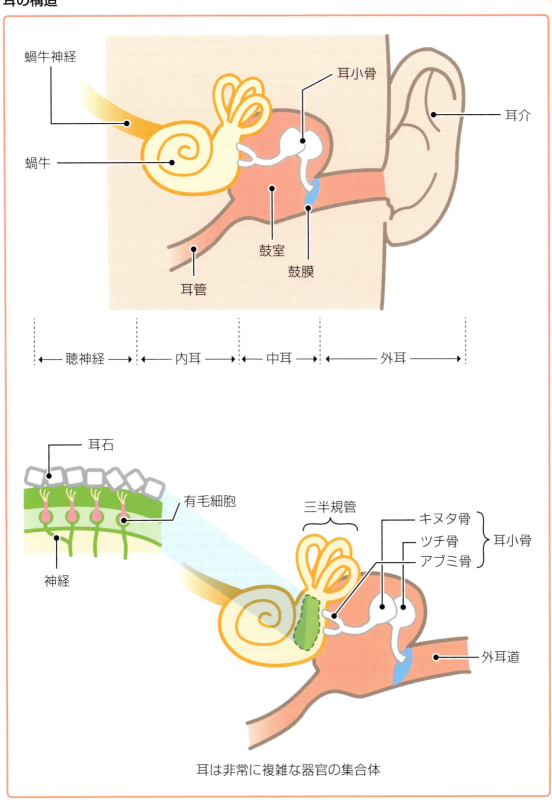

耳は非常に複雑な器官の集合体

耳の病気とサイバーナイフ治療

●悪化してから分かる耳のがん

　一般的に耳の病気には、外耳炎や中耳炎など菌などの影響で耳孔が炎症を起こすものや、原因不明で内耳器官に異常を来し、難聴や平衡感覚を失うといったものがあります。内耳器官の病としては、メニエール病や聴神経腫瘍などいろいろありますが、鼓膜から奥の中耳や内耳にトラブルがあると治しづらいとされています。

　症状としては、鼓膜の周囲が赤くなったり、膿が出たりすることがあります。とくに中耳の奥の内耳に炎症が生じると外部から直接様子をみることはできません。音が聞きづらいとか、痛みが続くなど、患者さんの症状を聞いて、検査をすることになります。

　さて、こうした一般的な病気と並行して、耳にもがんはできます。耳のがんには、外耳道がんや、中耳道がんなどがあります。また、厳密には耳の領域には含まれませんが、耳介の下にある耳下腺にできる耳下腺がんなどがあります（＊なお、耳下腺は本来、耳の領域ではないですが、本書に関しては耳下腺も耳の症例として含めています）。

　耳のがんの場合、症状はさまざまで、痛みを伴ったり、出血したり、耳が聞こえづらいなどの自覚症状が出たりします。また、症状がひどくなると、顔面麻痺なども起こります。一見すると外耳炎や中耳炎などと混同しそうですが、症状が進行すると患部に腫れがでてきたり、耳鳴りや難聴も起こったりします。

　耳のがんの７割は扁平上皮がんといわれますが、腺様嚢胞がんもまれにあります。耳に限らず、頭頸部のがんは希少がんともいわれ、全体のがん発生率の５％程度です。つまり、稀に起こるがんなのです。しかし、それだけにみつけづらく、診断も難しいのが現状です。そのため、最初は外耳炎だと思っていたのが、時間が経過しても症状がいっこうに改善せず、結果的にかなり悪化した状態になってから、がんと分かるケースも散見されます。

●大切な器官が密集している耳

　さて、耳のがんへのサイバーナイフ治療は、当院の耳鼻科で診察を受けてもらい症状を確認します。このとき、患者さんの主治医から提供された情報と、CTやMRといった検査資料などから検証し、さらに当院で現状把握するためにPETCTによる画像撮影を行います。これにより、全身のどこかにがんが転移していないかどうかも確認し、患者さんの現状を把握します。

　最終的にサイバーナイフ治療が妥当と判断されると、検査で撮影したCTなどを使って治療計画図の策定に入ります。

　先述したように、頭頸部がんは容量が大きくはありません。しかし、細かい器官や細い神経、血管が密集しているほか、それら器官の奥には人間にとって最も大事な部位、脳がありますので、治療を誤ると患者さんに障害が残ります。そこで、サイバーナイフ治療では、がんの患部に照射する角度、ビームを打ち込む本数、照射回数など、最適な治療を施すために計画図を作成します。

耳のがんの兆候

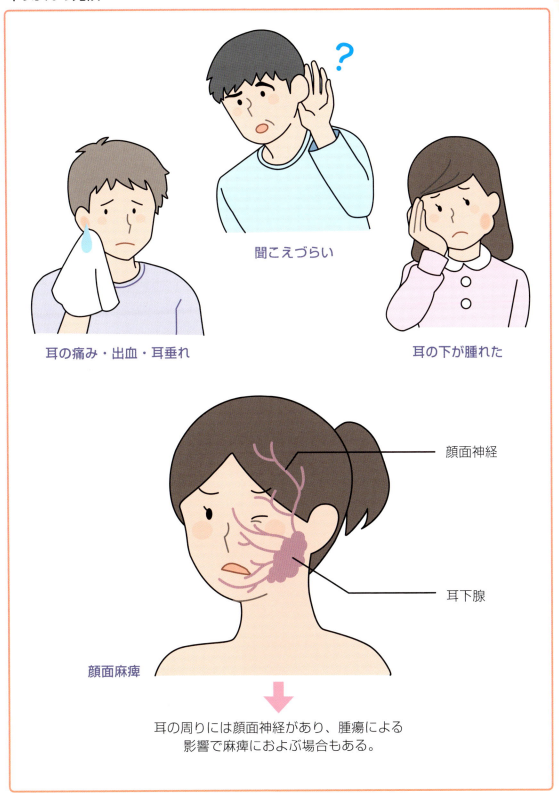

3 耳のがんの治療例

1 左外耳道がん　　　　　　　　　　　　60代女性

[症状] かなり以前から両側の中耳炎が繰り返し生じており、ひんぱんに耳鼻咽喉科へ通院していました。12年前の4月頃より左耳が聞こえにくくなり、7月には左耳に違和感や疼痛があったことから、医院（耳鼻科）、総合病院を経由して大学病院を紹介されて受診しました。大学病院の耳鼻科での診察では、左外耳道を中心に周辺に大きく拡がる腫瘍がみられたことから、組織の生検を実施し、結果、左外耳道がん（扁平上皮がん）と診断されました。その後、治療はこれらの治療に精通するがん専門病院の頭頸部外科医を紹介され、受診した頭頸部外科医は、手術による治療と、侵襲が少なく短期間で治療が済むことが想定されるサイバーナイフ治療を勘案して、サイバーナイフ治療を勧められました。

[治療経過] 当院にて治療のためのCT画像撮影を行い、CT治療計画図（図1）を作成しました。治療は3日間3分割で実施しました。腫瘍の体積は22.3ccでした。

[治療後] がん専門病院に戻り経過観察が続けられました。疼痛も腫瘍の縮小消退とともに軽快し、8ヵ月後の診察で腫瘍が縮小消退し、鼓膜もきれいに観察できる局所所見の写真（図2）ががん専門病院から当院へ提供されました。

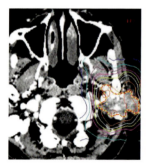
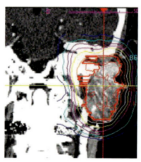
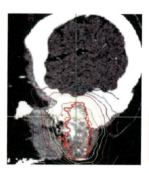

図1
CT治療計画図。赤い線で囲まれた部分が外耳道がんを示す

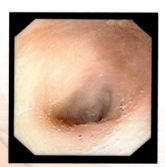
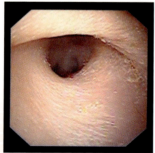

図2
治療から8ヵ月後。腫瘍が縮小消退しきれいに回復した外耳道の局所写真

2 右外耳道がん　　　　　　　　　　　　　　80代男性

[症状] 2年前の9月、右耳で耳だれが続くことから近くの大学病院の耳鼻科を受診しました。診察で右外耳道に腫瘍がみられることから（図1）、組織の生検を受けたところ、右外耳道がん（扁平上皮がん）と判明しました。CT検査では、腫瘍は外耳に限局してリンパ節転移などはなく、〈T1N0M0〉という診断でした。手術治療か、あるいは放射線治療を勧められましたが、年齢や好きな仕事もあり、本人は治療を拒否しました。経過をみていると12月には腫瘍は明らかに増大しましたが、治療は受け入れませんでした。翌春の4月になると疼痛が強くなったことから、放射線治療を受けることを納得されました。

[治療経過] リニアックを扱う放射線治療科では、緩和的な照射は2週間でほぼ副作用はないこと、根治照射だと5～6週間を要し、副作用はやや出ると説明されました。その後、当院の耳鼻科医の診察後に相談したところサイバーナイフの治療を希望されたので、治療用としてPETCT（図3）とCT検査を行い、治療計画図（図4）を作成しました。その後、自宅からの通院で、5日間5分割による治療を実施しました（図5）。

[治療後] 2ヵ月後には疼痛も消え、腫瘍は少しずつ縮小消退を示しました。8ヵ月後にはきれいに腫瘍の消退が確認されました（図2）。その後は元の日常生活に戻っています。

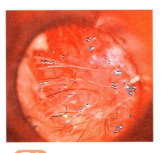

図1
治療前の耳鼻科医の診察では外耳道を充満する真っ赤な腫瘍がみられる

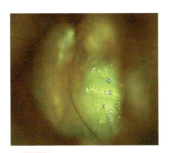

図2
治療から8ヵ月後の耳鼻科医での診察では治療前の腫瘍はみられない

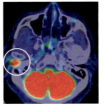
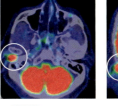

図3
治療前のPETCT。右外耳道に限局して悪性腫瘍がみられる

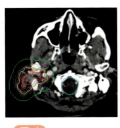
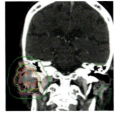
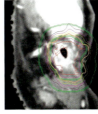

図4
CT治療計画図。赤い線で囲まれた部分が腫瘍を示す

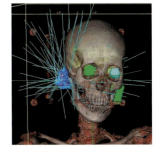

図5
サイバーナイフの治療計画図。細いペンシルビームの放射線がいろいろな方向から腫瘍に照射されるイメージを示す

3 左外耳道がん（扁平上皮がん）　60代男性

[症状] 10年前頃より左外耳の痛み、かゆみ、耳垂れがあったことから、近くの耳鼻科に通院していました。4年前の春から、左外耳の肉芽（腫瘍）が大きくなってきたことから、大学病院の耳鼻科を紹介されました。診察の結果、外耳道に出血しやすい腫瘍があり組織検査で扁平上皮がんと診断されました。PETCT（図1）では遠隔転移やリンパ節転移はないことから、大学病院からは、この部の周辺の骨（側頭骨）を含めた摘出手術と術後の放射線治療の方針を示されました。治療法については本人と家人が話し合い、定位放射線治療を受けることにしました。

[治療経過] 当院へ来院後の治療前診察では、外耳道に出血しやすい腫瘍がみられました（図2）。CTによる治療計画図（図4）を作成し、通院による3日間3分割のサイバーナイフ定位放射線治療を実施しました。なお、腫瘍の体積は約1ccでした。

[治療後] 特に副作用もなく、4ヵ月後にはPETCT（図5）と耳鼻科の診察で腫瘍の消退が確認できました（図3）。その後も耳鼻科で経過観察を続けていますが、現在は再発もなく良好な経過を辿っています。

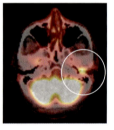

図1
大学病院でのPETCT。耳のレベルでの横断面と前後像。左の外耳道に腫瘍がみられる

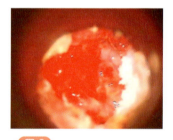

図2
治療前の耳鼻科医の診察では真っ赤な腫瘍が外耳道にみられた

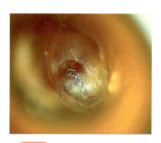

図3
治療後、耳鼻科医に診察で治療前の腫瘍はみられず、奥の鼓膜がきれいにみえる

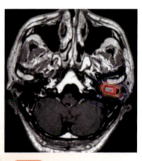

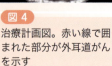

図4
治療計画図。赤い線で囲まれた部分が外耳道がんを示す

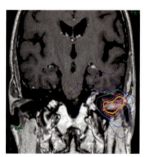

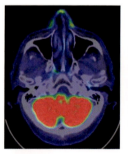

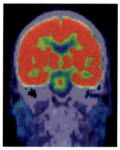

図5
治療から4ヵ月後のPETCT。横断像と前後像で治療前にみられた腫瘍が消失しているのが確認できる

4 右外耳道・頸静脈孔骨肉腫　　20代女性

[症状] 7年前の7月頃、右耳の後ろに痛みを感じ、10月には痛みに加えて右耳が聞こえにくくなってきました。近くの大学病院の耳鼻咽喉科を受診したところ、耳の中に腫瘍があると指摘されました。年が明けた2月、腫瘍の一部を採って組織検査を受けましたが悪性ではないとの結果でした。3月に同じ検査を受けたところ、今度は悪性腫瘍、骨肉腫の診断が下り、4月に治療のためがん専門病院を紹介されました。がん専門病院での治療開始前のPETCT（図1）では、右外耳道・頸静脈孔の部位に腫瘍がありました。がん専門病院では手術は困難なことから、まず抗がん剤による化学療法を実施し、4月、5月、6月の3回、入退院を繰り返して化学療法を実施しました。その効果で腫瘍は少し縮小したので、次の治療として定位放射線治療を受けることにしました。

[治療経過] 治療計画図（図3）を作成後、治療は8日間8分割に分けてサイバーナイフの治療を実施しました。赤の線で囲まれた部位が正確な放射線照射の標的になった部位で、腫瘍の体積は約13ccでした。

[治療後] 治療の副作用も特になく、退院後は再びがん専門病院へ戻り、計2回、化学療法が追加されました。その後、現在まで経過観察が続けられています。治療後5年を超えた最近のPETCT（図2）をみると、腫瘍の再発がないことが確認されます。現在も元気で、日常生活に復しています。

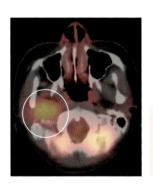

図1
がん専門病院のPETCT。右の外耳道、頸静脈孔の部位に腫瘍がみられる

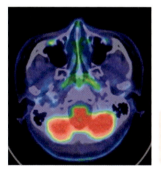

図2
治療から5年後のPETCT。治療前の腫瘍はみられない

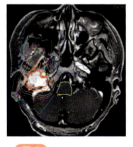
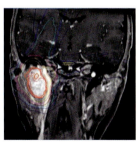
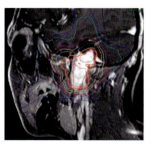

図3
CT治療計画図。赤線で囲まれた部位が腫瘍で、そこに放射線を照射する。腫瘍のすぐ内側に内頸動脈という脳へ血液を送る大事な血管がみえる。この血管への影響も細心の注意が払われる

5 右耳下腺がんの副咽頭間隙進展（腺様嚢胞がん） 50代女性

[症状] 15年前に近くの歯科医院で右側の歯を治療したときに、右耳の下が強烈に痛くなったものの、原因は分かりませんでした。その後も針灸師などに相談しましたが、疼痛は改善しませんでした。4年前の12月、強烈な疼痛に襲われたため総合病院の耳鼻科を受診しましたが、異常はみつかりませんでした。3年前の6月、初めてMR検査を受けたところ、右耳下腺に大きな腫瘍があることが判明しました。紹介された大学病院で生検を行ったところ、耳下腺の腺様嚢胞がんと判明しました。腫瘍は大変大きく、手術治療は困難ということで、重粒子線による治療を勧められました。粒子線センターで治療を受ける予定でしたが、金属歯冠を全部抜歯する必要があると聞き、治療を断念しました。

[治療経過] 当院に来院され、それまでの画像資料を確認した結果、サイバーナイフ治療を行うことになりました。PETCT（図1）を撮影後、治療計画図（図3）を作成しました。治療は10日間10分割で自宅からの通院というかたちで実施しました。

[治療後] 特に新たな異常はなく良好な経過を辿っています。13ヵ月後のPETCT（図2）でも縮小退縮傾向を示していることを確認できました。現在も経過観察中です。

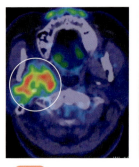 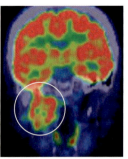

図1
治療前のPETCT。周囲の組織や頭蓋底に浸潤する副咽頭間隙腫瘍がみられる

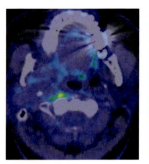 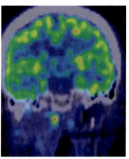

図2
治療から13ヵ月後のPETCT。腫瘍は縮小退縮を示している

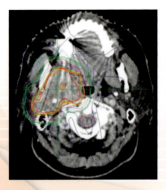 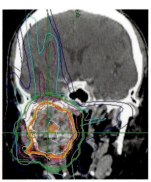

図3
CT治療計画図。赤い線で囲まれた部分が腫瘍を示す

6 大きな右耳下腺がん（腺房細胞がん） 50代男性

[症状] 3年前の5月に右顔面神経麻痺が起こり、右の眼を閉じることが困難になりました。また、右半分の額のしわ寄せができなくなり、非対称の顔になりましたが、聴力は正常でした。医院（耳鼻科）を経由して近くの大学病院を受診し、画像検査（図1）と右耳下腺、右外耳道より組織の生検を行ったところ、耳下腺がん〈TAaN0M0〉と診断されました。手術摘出は頸動脈、頸静脈などへの影響もあることから困難と判断し、放射線化学療法を勧められました。家人は当院の脳神経外科へ治療の相談のため来院され、結局、脳神経外科と耳鼻科での合同手術治療により腫瘍摘出と顔面神経の吻合再建が行われました。手術から1ヵ月後、副咽頭間隙などの術後の残存腫瘍についてサイバーナイフ治療の依頼がありました。

[治療経過] PETCT（図2）による画像検査を済ませ、画像を元に治療計画図（図4）を作成しました。治療は5日間5分割で実施しました。腫瘍体積は29ccでした。

[治療後] 術後3ヵ月で、残る顔面神経麻痺について専門の形成外科医による形成手術が施されました。その後順調に経過観察は続き、1年後のPETCT（図3）では残存や再発腫瘍はないことが確認されました。この後も経過観察は続いています。

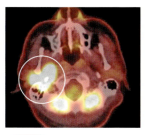 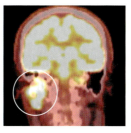

図1 治療前の大学病院でのPETCT。大きな右耳下腺がんが拡がりを持って存在している

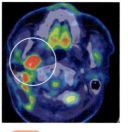 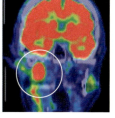

図2 手術治療後、サイバーナイフ治療前のPETCT。手術後の残存腫瘍が副咽頭間隙など周辺にみられる

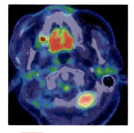 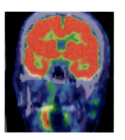

図3 治療から1年後のPETCT。耳下腺がんは縮小消退していることが確認できる

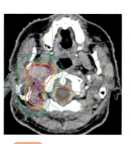 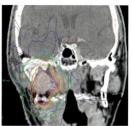

図4 CT治療計画図。赤い線で囲まれた部分が手術後の残存腫瘍を示す

COLUMN 1

〈耳下腺がんの治療〉
顔面神経の機能は温存できるか

人間の体は隅々まで、脳を原点にして張り巡らされている神経という電線により制御されています。

頸部より下方の体幹部の肺、腹部、手、足などは、脳と連続する脊髄から出てくる「脊髄神経」が広く分布して機能しています。

一方、頸部より上方の鼻、眼、顔面、耳、口、舌、喉は、脳より直接出てくる「脳神経」につながれて機能しています。この脳神経は左右に各12本、1番から12番まで並んでおり、順番に脳幹部より配線されています。

1番「嗅神経」は鼻粘膜から臭いの情報を脳に伝え、2番「視神経」は眼の網膜からみえる光の情報を脳に伝え、3番「動眼神経」、4番「滑車神経」、6番「外転神経」は眼球を上下左右の多方向へ自由に動かし、5番「三叉神経」は3つの枝に分かれ、顔面全体に枝を分布して顔面の痛い、熱い、押されているなどの知覚の情報を脳へ伝えています。

7番「顔面神経」は、顔面全体の表情筋に分布し、顔面が左右均等に動くようにしています。8番「聴神経」は耳より音の情報を脳へ運び、9番「舌咽神経」、10番「迷走神経」は喉の動きを制御し、11番「副神経」は首の筋肉を、12番「舌下神経」は舌の動きを制御しています。

さて、耳下腺がんの治療には、上記7番の「顔面神経」が深く関わってきます。すなわち耳下腺は、両耳の前から後、下に三角錐の形をして存在していますが、表面の浅い部分（浅葉）と奥の深い部分（深葉）に分けられています。

耳下腺を貫くように、この浅葉と深葉の間を、脳から顔面の表情筋に分布する顔面神経が枝分かれをしつつ走行していますので、耳下腺にできたがんの手術をするときにこれを温存することは至難の業になります。

顔面神経の温存を目指せばがんが取り切れず、顔面神経を含めて広くがん全体を摘出することが安全であることが多くなります。このときには顔面神経の再建手術や移植手術、さらには形成外科手術が必要になることがよくあります。

耳下腺がんの摘出手術後、顔面神経の再建手術を実施して顔面機能が左右対称の正常な状態に戻ることは非常に困難とされています。

一方　現在までに私どもが経験したサイバーナイフの少数回に分割した定位放射線治療での耳下腺がんの治療では、顔面神経機能が悪化した例はみあたらず、顔面神経機能を温存して耳下腺がんの治療を遂行するには、とても有効で安全な手段であろうと考えます。

ここでは、代表的な症例を2例提示してみます。

治療例1　左耳下腺がん（腺様嚢胞がん）　軽度の左顔面神経麻痺　50代女性

　5年前の5月頃左耳下部に痛みを自覚し、近くの耳鼻咽喉科を受診。このときは、診察と超音波検査、CT検査を受けるものの異常は指摘されなかった。しかし痛みはしばらく続いた。2年前の11月、左下口唇部に軽く麻痺しているのが分かり、再び同耳鼻咽喉科をたずねる。このときは、左耳下部に腫瘤性病変を指摘。左下口唇の麻痺を伴うので悪性腫瘍も考慮し、翌12月、紹介された大学病院で診察したところ、左耳下部に硬い腫瘤を触知。すぐに局所麻酔でここの針生検を実施したところ、腺様嚢胞がんと判明。診断は左耳下腺がん〈T4a〉（顔面神経麻痺）〈N0M0〉、腺様嚢胞がん〈StageⅣ A〉と確定した。

　治療は、顔面神経切除を伴う耳下腺全摘、顔面神経再建術が示され、手術は1月に予定されたが、顔面麻痺の増悪を伴う治療が受け入れられず、1月になりセカンドオピニオンのため来院。

　治療について面談し、必要な画像検査（図1）を済ませて帰宅。翌2月に短期入院してもらい、6日間6分割でサイバーナイフ治療を実施。腫瘍体積は10.5cc。治療後は顔面神経麻痺の悪化もなく順調に推移し、3ヵ月後のCTで縮小傾向を、8ヵ月後のPETCT（図2）で耳下腺がんの縮小消退を確認。その後、顔面の軽い麻痺は次第に改善をみせ、治療後1年を超えてほぼ消退改善を示した。

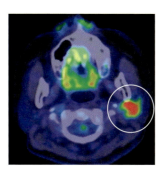
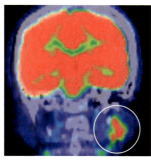

図1
治療前のPETCT。左耳下腺部に2.5cmの耳下腺がんがみられる

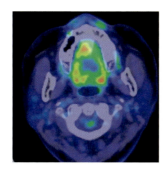
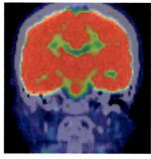

図2
治療から8ヵ月後のPETCT。左耳下腺がんは縮小消退を示した

治療例2　右耳下腺がん（腺様嚢胞がん）　軽度の顔面神経麻痺　60代女性

4年前に右耳の耳垂れと、難聴のために地元の大学病院を受診。右外耳道部の生検を受けたところ、腺様嚢胞がんという病理診断。手術による摘出と顔面神経の再建手術を強く勧められたが、顔が変形することを嫌い、2年間は治療と通院を拒否。その後、次第に腫瘍は増大し、加えて疼痛も強く伴うようになったことから、2年前の10月に前医を受診し、疼痛緩和のための治療を受けることになった。翌11月、前医より当科へ受診を勧められ治療の相談に来院。

軽度の顔面麻痺、右耳介、外耳道より側頭骨へ広がる大きな腫瘍を認める。必要な画像検査（図1）を済ませ、12月に短期入院してもらい、10日間10分割のサイバーナイフの治療を実施。腫瘍体積は43.3cc大。

治療後は次第に疼痛が緩和され、疼痛緩和の内服も不要になる。顔面神経麻痺の悪化もみられることなく推移し、6ヵ月後のPETCT（図2）と14ヵ月後のCTで、腫瘍の縮小消退傾向を確認。また顔面神経麻痺も、消退改善をみせたことが確認できた。

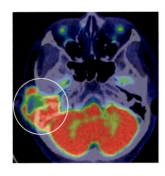
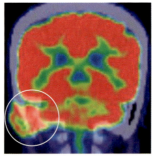

図1
治療前のPETCT。右耳介から側頭骨内に大きな腫瘍がみられる

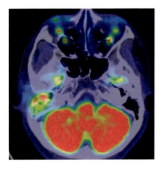
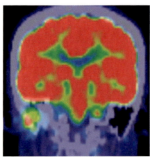

図2
治療から6ヵ月後のPETCT。腫瘍は縮小消退傾向をみせている

第3章

鼻のがんを治療する

1 鼻の構造

●鼻腔で空気を温めて取り込み肺へ送られる

鼻は、頭頸部の正面、ほぼ中央に位置する器官です。頭頸部のなかでも構造は非常に複雑で、鼻の奥にはいくつもの空洞があります。骨格標本をみると、上下左右、手前から奥にわたって、洞穴のように入り組んでいます。

鼻は鼻腔と副鼻腔に大別されます。鼻腔は、鼻中隔と呼ばれる両穴（いわゆる鼻の孔）を2つに分ける部分があり、その奥には、左右それぞれに3つの骨が層のように張り出しています。これは、上から上鼻甲介、中鼻甲介、下鼻甲介と呼ばれます。それぞれの骨の間には上鼻道、中鼻道、下鼻道と呼ばれる空気の通る空間があります。

鼻の穴から吸い込まれた空気は、こうした鼻中道を通るとき、一定の温度に温められます。鼻腔からさらに奥は気管とつながっており、鼻から入った空気は鼻腔などで温められ、気管を伝って肺へ送られます。こうすることで、空気は体内の湿度や温度に合わせた状態になり、肺に取り込まれるときには負担がかからないように調整されるのです。

鼻腔の中は細かい血管がはりめぐらされているほか、粘膜で覆われています。この粘膜は、外界からのほこりやばい菌などを取る働きをします。

鼻腔から入った空気は、副鼻腔と呼ばれる鼻腔の周辺にある空洞にも送られます。副鼻腔は、上顎洞、篩骨洞、前頭洞、蝶形骨洞の4つがあります。これら副鼻腔にも空気が送られ、送られた空気は中で温められて体内に取り込まれます。

●鼻で匂いをかぎ取り情報を脳へ伝える

さて、鼻には匂いをかぎ取る機能があります。鼻孔から入った空気が鼻腔に送られると、この上部にある嗅上皮という器官に達します。嗅上皮には嗅球という匂いを感じ取るセンサーのような器官があり、そこから嗅神経と呼ばれる脳につながる神経を伝って脳後部に位置する嗅中枢へと刺激が伝わり、脳が匂いを分析・判断するというわけです。

くしゃみや鼻水などが出るのも、鼻腔の内側の粘膜にごみやほこりなどが吸着し、その吸着したごみなどを排出するために、いったん空気が鼻から送り込まれ、そして一気に空気を吐き出すと同時に、粘膜に付着したほこりなども吐き出されます。これが、くしゃみであったり鼻水だったりします。また、風邪などで鼻が詰まると、空気の流れが悪くなります。体温が高いと水分が蒸発し、粘膜層も乾燥するので、病気にかかりやすくなります。

鼻詰まりなどがずっと続く、鼻血混じりの鼻水が続くなど、いつもと違う症状の場合、できるだけ早く耳鼻咽喉科の診察を受けることが大切です。鼻の病気もいろいろあり、鼻血が出ることもありますし、鼻炎や副鼻腔炎、蓄膿症といった病気もあります。鼻血は鼻腔内が細かい血管も多く、切れやすいことはありますが、長く続くと動脈硬化や肝機能障害を疑うことも必要になります。

鼻の構造

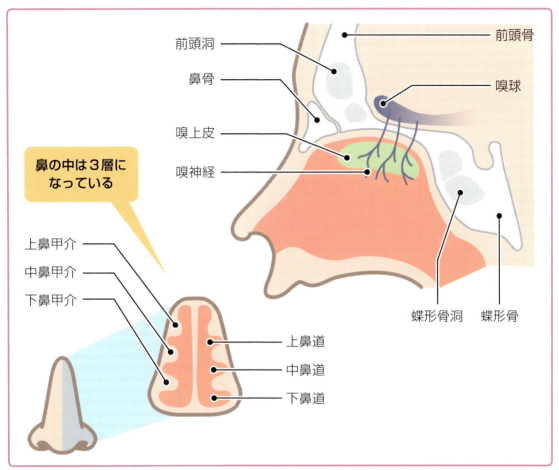

各鼻腔の位置関係

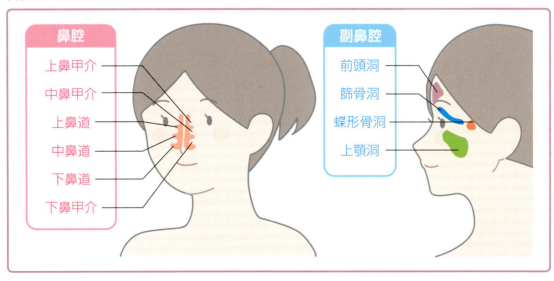

② 鼻のがんとサイバーナイフ治療

●鼻腔や副鼻腔は顔の中心のため 大がかりな治療になることも

　頭頸部がんで比較的多くみられるのは鼻のがんです。鼻のがんには、鼻腔がん、副鼻腔がん、篩骨洞がんなど、空洞にできるケースが多いです。他の頭頸部の部分と同じく、鼻のがんの7割ほどが扁平上皮がんです。

　症状は、鼻詰まりや鼻血といった症状のほか、鼻腔内の痛みなども伴います。腫瘍が大きくなると、眼球が腫れたりします。鼻詰まりや鼻血が長引くようだとがんの可能性が出てきますので、検査が必要です。

　部位の中で最も頻度が高いのは上顎洞がんです。上顎洞は周りを骨で囲まれているため、初期に自覚症状はありません。腫瘍が大きくなると、骨を砕いて現れるので、そこで初めて認識することもあります。

　鼻腔や副鼻腔は顔の中心に位置し、洞も奥まであるので、症状の進行度合いでは大がかりな治療が必要です。手術になると、がんのある部位や大きさによっては大きく切除することになります。たとえば、上顎洞がんは、歯と頬骨の間にある空間なので、がんのできた部位を除く場合、歯や歯茎を取り除くことや、耳の下あたりまで深く切り取ることもあります。もちろん、そのままでは日常生活に支障が出てきますので、再建手術を必要としますが、外見は元通りになるというのは難しくなります。

　また、他の副鼻腔がんの場合、いずれも顔の中央付近を削る必要があることから、外見

上はかなり変わってしまうことがあります。さらに、取り除いた部分を再建したとしても、鼻の機能自体や呼吸、食べ物を咀嚼（そしゃく）するなどの機能が失われることもあるため、骨や筋肉を移植した再建術を行います。

　もちろん、すべての症例で手術が必要というわけではなく、がんの大きさ、患部の場所などによって手術以外の方法を選択することも必要になります。

●位置や大きさを特定し 細心の注意を払い治療する

　当院に来院される患者さんの多くは、手術などの治療が難しい場合のほか、患者さん自身が手術に不安を覚え、サイバーナイフ治療を希望されるのが多いのが実情です。

　鼻のがんに対するサイバーナイフ治療は、当院の耳鼻咽喉科で診察してもらい、これまでかかった医師の診療情報やCTなどの検査資料をみて、検証します。それから、患者さんの現在の症状をしっかりと把握するために、PETCTなどで撮影し、がんの位置や大きさなどを正確に特定します。

　鼻は顔の中心にあるので、どこを狙っても脳や神経にかかります。また、篩骨洞や上顎洞など、奥にある副鼻腔はその先に脳や視神経があるので、放射線の影響がどの程度までなら及ばないか、綿密に計算して患者さんの負担を軽減する配慮が求められます。

　こうした細心の注意を払い、できるだけ放射線の影響が少ない方向を計算し、負担がかからない治療を行います。

鼻のがんの兆候

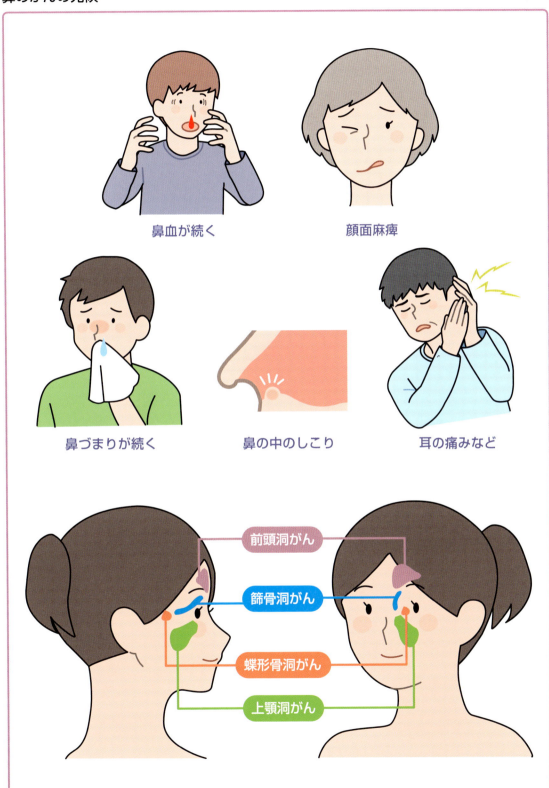

3 鼻のがんの治療例

1 鼻腔がん（腺様嚢胞がん） 30代男性

[症状] 前医で鼻腔の腫瘍がみつかり手術を勧められましたが、輸血の可能性が受け入れられず拒否しました。代わりに通常分割のリニアックによる放射線治療も勧められましたが放射線治療への恐怖心も大変強く、これも受け入れることができませんでした。陽子線治療施設へも相談に出向きましたが、この治療も受け入れることができませんでした。その後、当院の耳鼻咽喉科を受診され、改めて診察し組織の生検をしたところ、鼻腔がん（腺様嚢胞がん）と確定しました。

[治療経過] 今回、サイバーナイフ治療に対する納得を得て、治療のための画像を取得（図1）し、治療計画図（図3）を作成しました。治療は5日間5分割で、通院により実施しました。腫瘍体積は10ccでした。

[治療後] 腫瘍は順調に縮小し、6ヵ月後のPETCT（図2）でも腫瘍の縮小消退が確認されました。今後も経過観察を続ける予定です。

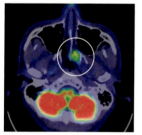
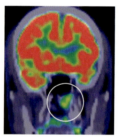

図1
治療前のPETCT。左鼻腔内に腫瘍がみられる

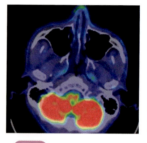
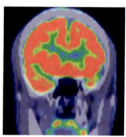

図2
治療から6ヵ月後のPETCT。鼻腔内の腫瘍は縮小消退をみせている

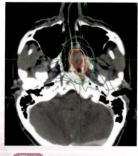
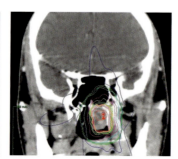
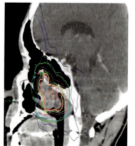

図3
CT治療計画図。赤い線で囲まれている部分が腫瘍を示す

2 鼻腔悪性黒色腫（重粒子線治療後） 60代男性

[症状] 5年前に右鼻腔悪性黒色腫と診断され、がん治療専門病院より紹介されて重粒子線施設で約1ヵ月間16回の分割照射の治療を受けました。その後、化学療法が追加され経過観察を続けていましたが、治療から5年後の昨年夏、今度は左鼻腔より篩骨洞に腫瘍の再発がみつかり、生検の結果、診断が確定しました。

[治療経過] サイバーナイフ治療を強く希望されたこともあり、当院へ来院され、PETCT（図1）など画像検査を実施し、治療計画図（図3）を作成しました。治療は5日間5分割で通院というかたちで行いました。腫瘍体積は5.8ccでした。

[治療後] 治療から1ヵ月後の耳鼻科の診察では、腫瘍はすでに消退していました。4ヵ月後のPETCT（図2）でも確認できました。今後も定期的な経過観察の予定です。

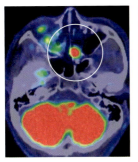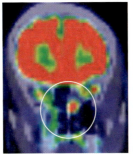

図1
治療前のPETCT。左鼻腔内に腫瘍がみられる

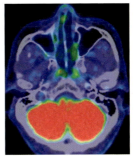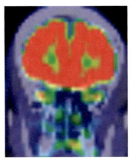

図2
治療から4ヵ月後のPETCT。鼻腔内の腫瘍は縮小消退をみせている

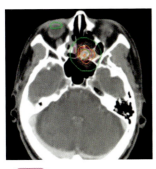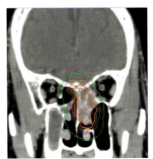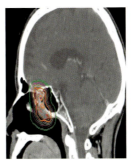

図3
CT治療計画図。赤い線で囲まれている部分が腫瘍を示す

3 悪性リンパ腫（鼻腔） 30代女性

[症状] 2～3ヵ月前より鼻閉（鼻詰まり）を自覚したことから、近くの耳鼻咽喉科を受診しました。診察の結果、左鼻腔内に腫瘍が充満していることが示され、当院を紹介されて3月初旬に来院されました。耳鼻咽喉科の診察で鼻腔内に腫瘍が充満している様子が確認され（図1）、腫瘍の一部を採取し生検が行われました。CT（図3）では、左鼻腔内に軟部陰影がみられ、さらにPETCT（図4）で悪性腫瘍、特に悪性リンパ腫が考えられました。生検の結果、悪性リンパ腫（NK／T-cell）と分かり、サイバーナイフによる定位放射線治療と、化学療法が検討されました。

[治療経過] サイバーナイフの治療は、画像による治療計画図作成の後、通院4日間4分割で行いました。

[治療後] 治療から1ヵ月後のCTをみると、腫瘍は消退していることが確認されました。引き続き化学療法を通院4回で実施しました。翌年の1月、PETCT（図5）や診察（図2）により、腫瘍は消退したことが確認されました。5年後の現在まで定期的な外来経過観察を行っていますが、再発はなく経過観察が続いています。

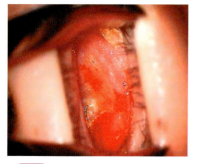

図1 治療前。鼻腔内に充満する鼻詰まりの原因の腫瘍がみられる

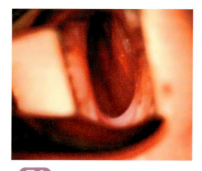

図2 治療後。鼻腔内の腫瘍は消退したことが確認された

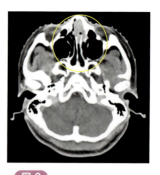

図3 治療前のCT。左鼻腔に充満する腫瘍がみられる

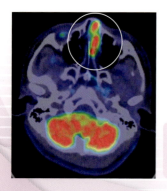

図4 治療前のPETCT。左鼻腔に悪性腫瘍がみられる

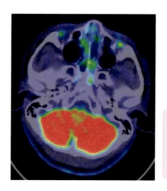

図5 治療から9ヵ月後のPETCT。左鼻腔の腫瘍は縮小消退を示した

4 形質細胞腫（鼻腔上顎洞） 60代男性

[症状] 3週間程前から鼻閉（鼻詰まり）を感じ、近くの耳鼻咽喉科で診察を受けたところ、綿棒で触れても容易に出血しているのが分かりました。紹介されて当院へ来院され、鼻腔、上顎洞を充満する出血しやすい腫瘍の確認ができました（図1）。そこで、診断を確定するため、生検で腫瘍の一部を採取し、さらにMR、PETCT（図4）の画像検査を実施しました。PETCTでは鼻腔、上顎洞以外の全身にその他の病変は確認されませんでした。生検の結果は形質細胞腫（孤発性）で、予定されていた化学療法に先行してサイバーナイフの定位放射線治療が選択されました。

[治療経過] CT治療計画図を作成後（図3）、サイバーナイフの治療は、通院7日間7分割で実施しました。

[治療後] 次第に鼻閉が改善し、6ヵ月後の診察（図5）やMR、PETCT（図4）のいずれにも腫瘍の縮小消退が確認できました。今後も耳鼻科医、血液内科医とともに慎重な経過観察を予定しています。

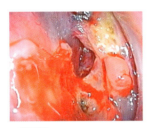

図1
診察所見。鼻腔、上顎洞を充満する出血しやすい腫瘍がみえる

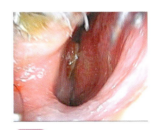

図2
治療後。診察で腫瘍は消失していることが確認された

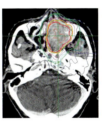

図3
CT治療計画図。赤い線で囲まれる部分が腫瘍を示す

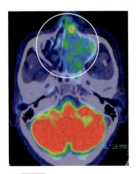

図4
治療前のPETCT。鼻腔、上顎洞を充満する腫瘍がみえる

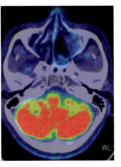
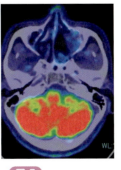
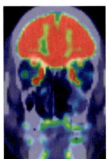

図5
治療から6ヵ月後のPETCT。腫瘍はほぼ消失していることが確認された

5 若年性鼻咽頭血管線維腫 ……………………… 10代男性

[症状] 7年前に鼻閉感を訴えて耳鼻科を受診し、診察後、大学病院を紹介されました。大学病院で「若年性鼻咽頭血管線維腫」と診断が確定し、最初は経過観察の方針でしたが、頭痛を訴えるため　血管内塞栓術や部分摘出術が何度か繰り返されました。その後、サイバーナイフ治療をよく知る内科医の勧めもあり、来院されました。

[治療経過] MR（図1）やPETCT（図2）を撮影し、CT治療計画図（図3）を作成後、6日間6分割の治療を実施しました。

[治療後] 10ヵ月後のMRで治療を実施した部位の腫瘍は、ほぼ縮小消退をみせたことが確認できました（図4）。その後も経過観察が続けられています。

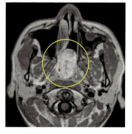
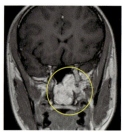
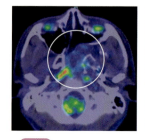
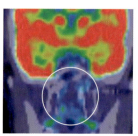

図1
治療前のMR。鼻腔より頭蓋底に進展する腫瘍がみられる

図2
治療前のPETCT。鼻腔から頭蓋底に拡がる軟部腫瘍を認める

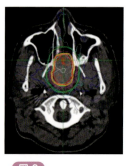
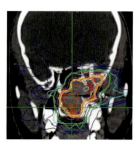
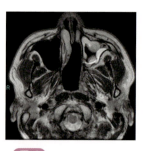
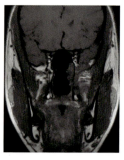

図3
CT治療計画図。赤い線で囲まれた部分が腫瘍を示す

図4
治療から10ヵ月後のMR。治療を済ませた腫瘍は縮小消退をみせた

6 嗅神経芽細胞腫　　　50代男性

[症状] 2年前に近くの総合病院で当院の耳鼻咽喉科を紹介され、来院されました。両側の眼球の間、前額に飛び出してきた大きな腫瘤を訴えていました。耳鼻科の診察では、鼻腔から篩骨洞に充満する大きな腫瘍が確認されたことから、組織の生検を実施し、嗅神経芽細胞腫という診断結果が出ました。

[治療経過] サイバーナイフ治療を受けるため当院へ来院され、まずPETCT（図1）を撮りました。引続き治療計画のためのCTを撮り、治療計画図（図3）を作成しました。治療は自宅からの通院というかたちで、10日間10分割で実施しました。

[治療後] 耳鼻咽喉科との共同で、外来での経過観察を定期的に繰り返し、確認された頸部リンパ節転移などについてはその都度、サイバーナイフ治療を追加しました。治療から1年後のPETCT（図2）では、腫瘍は縮小消退していることが確認されました。その後も外来での慎重な診察と画像検査は行われ、耳鼻科との共同による追跡が定期的に続けられています。

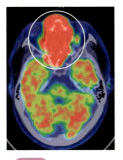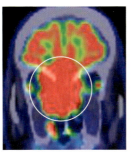

図1
治療前のPETCT。鼻腔、上顎洞を充満する腫瘍がみえる

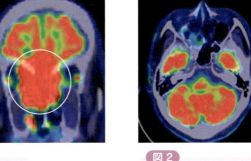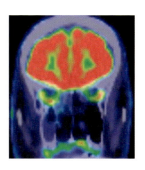

図2
治療から1年後のPETCT。治療を済ませた腫瘍は縮小消退をみせた

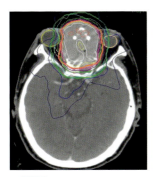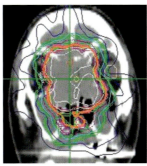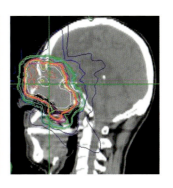

図3
CT治療計画図。赤い線で囲まれた部分が鼻腔より篩骨洞を充満する腫瘍を示す

7 鼻腔、篩骨洞、眼窩を占拠する悪性リンパ腫（T-cellリンパ腫）⋯⋯70代女性

[症状] 数年前から左鼻出血が繰り返してよく起こることがあり、自分で左鼻腔に詰め物を入れておくことが多かったようです。年末、左鼻腔内に腫瘤が形成されていることに気づき、年明け早々、近くの総合病院の耳鼻咽喉科を受診しました。診察により、左鼻腔を占拠する腫瘍病変がみられ、CTで鼻腔、副鼻腔への進展が確認されました。

[治療経過] 当院の耳鼻咽喉科で診察（図2）を受け、組織の生検を行ったところ、T細胞リンパ腫との診断が確定しました。そこでサイバーナイフの治療を勧められました。まずPETCT（図1）で撮影したのち、CT治療計画図（図4）を作成しました。治療は5日間5分割で実施しました。

[治療後] 腫瘍は速やかに融解し、縮小傾向をみせました（図3）。この後も耳鼻科と経過観察の予定です。

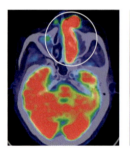
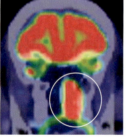

図1 治療前のPETCT。鼻腔より篩骨洞を充満する腫瘍がみえる

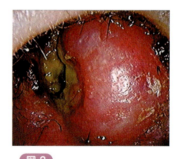

図2 治療前の診察所見。左鼻腔を充満する腫瘍がみられる

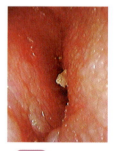

図3 治療から2ヵ月後の診察所見。左鼻腔を充満する腫瘍が縮小消退を示し、鼻孔が開いてきている

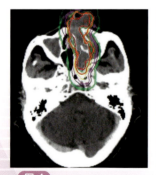
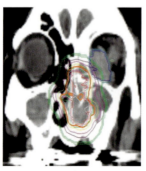
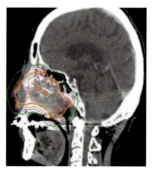

図4 CT治療計画図。赤い線で囲まれた部分が鼻腔より篩骨洞を充満する腫瘍を示す

8 悪性黒色腫（上顎洞） ………………………… 50代男性

[症状] 3年前の9月頃、鼻の中のできものを自覚して、近くの総合病院の耳鼻科を受診しました。診察では、悪性黒色腫が疑われたことから、諸検査後、組織の生検を行い、診断が確認されました。12月にサイバーナイフ治療のため紹介されて来院されました。

[治療経過] CT治療計画図（図1）作成の後、治療は5日間5分割で実施しました。

[治療後] その後耳鼻科に戻り経過観察していましたが、1年後の12月、耳鼻科で定期的に実施されたCTでは、前回治療の鼻腔の腫瘍は消退していることが確認されました。しかし、今度は左上顎洞に新たな腫瘍が出現していることが確認されました。そこで、上顎洞の腫瘍の治療で来院されました。PETCT（図2）で再検査して病変を確認し、CT治療計画図（図3）を作成しました。治療は6日間6分割で実施しました。治療後は再度、紹介先の耳鼻科に戻り追跡が行われましたが、5ヵ月後に紹介医よりPETCT（図4）で治療後の腫瘍が縮小消退傾向であるとの報告がありました。

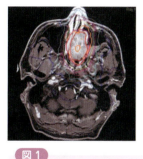
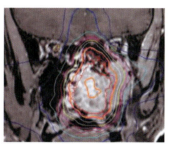
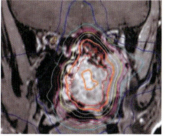
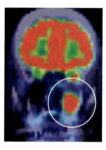

図1
3年前のCT治療計画図。赤い線で囲まれた部分が鼻腔より篩骨洞を充満する腫瘍を示す

図2
今回の治療前のPETCT。前回治療の鼻腔内の腫瘍は消退したが、今度は左上顎洞に腫瘍がみられる

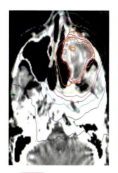
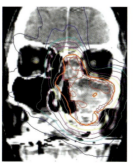
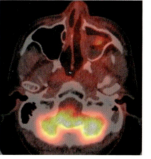
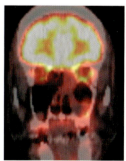

図3
CT治療計画図。赤い線で囲まれた部分が、今回の上顎洞の腫瘍を示す

図4
治療から5ヵ月後のPETCT。治療を済ませた上顎洞の腫瘍は縮小消退をみせたのが確認された

9 篩骨洞がん　　80代男性

[症状] 鼻閉感、頭痛、鼻出血、左失明を来した大きな篩骨洞がんについて、高齢のため手術治療に代えてサイバーナイフの治療を勧められ、地元の総合病院の耳鼻咽喉科より来院されました。

[治療経過] PETCT（図1）やMR（図2）を撮り、CT治療計画図（図3）を作成しました。治療は10日間10分割で実施しました。

[治療後] 3ヵ月後の診察の際にMR（図4）を撮ったところ、腫瘍は著しい縮小傾向をみせていることを確認しました。その後は元の耳鼻咽喉科での経過観察となりました。

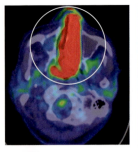
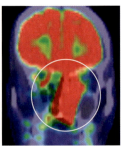

図1　治療前のPETCT。鼻腔より頭蓋底に拡がる悪性腫瘍がみられる

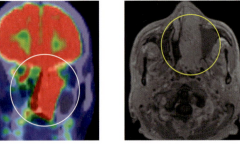
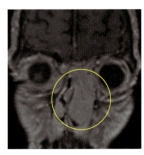

図2　治療前のMR。鼻腔を充満し頭蓋底に拡がる腫瘍がみられる

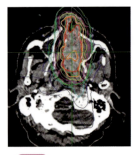
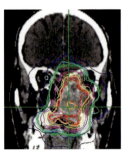

図3　CT治療計画図。赤い線で囲まれた部分が腫瘍を示す

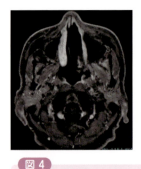
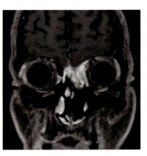

図4　治療から3ヵ月後のMR。鼻腔を充満した腫瘍は縮小消退傾向を示す

COLUMN 2

〈蝶形骨洞がん、篩骨洞がんの治療〉
視機能と下垂体機能は守れるか

　鼻腔は顔面の真ん中に位置して、鼻の孔から喉までの空隙です。正中の鼻中隔によって左右２つの鼻腔に分けられています。また、副鼻腔は顔面骨内に作られた正中の鼻腔を左右上と取り囲むように位置する空洞で、鼻腔と通じていて、上顎洞、篩骨洞、蝶形骨洞、前頭洞の４つがあります（31頁参照）。

　この副鼻腔の中で、篩骨洞と蝶形骨洞がんは頭蓋底の真ん中の頭蓋骨のすぐ直下に存在しており、直上の頭蓋内には視神経や脳下垂体という生命を維持するために重要な組織が近接して存在しています。

　この２つの副鼻腔より発生するがんは増大すると、早い時期より視神経や脳下垂体にいろいろな影響を来します。がんと診断され、いざ治療を始めるときに視野や視力に障害がないか、脳下垂体機能に障害がな

いかなど、充分な配慮が求められます。

　脳下垂体は、前葉からは生命を維持するための６つの内分泌ホルモンが分泌されています。この６つの中で特に副腎皮質刺激ホルモン（ACTH）と甲状腺刺激ホルモン（TSH）の分泌に障害があり、副腎皮質ホルモンと甲状腺ホルモンが不足している下垂体機能低下症の事態に陥っていると、これだけでも生命の維持が難しくなり、ホルモンの補充治療が必須の状態となります。

　脳下垂体の後葉からは尿量を調整している抗利尿ホルモンが分泌されており、この分泌に障害が起こると大量の尿が排泄される尿崩症を来し、体液のバランスの維持が難しくなります。そのため、抗利尿ホルモンの補充が必要となります。これらの病態に陥った蝶形骨洞がんと篩骨洞がんの治療例をここで紹介します。

治療例 1　蝶形骨洞がん　脳下垂体へ浸潤（下垂体機能低下、尿崩症、右失明、左視野狭窄）　50代男性

　２年前、右眼だけ物が緑色にみえることを訴えて総合病院の耳鼻科を受診。蝶形骨洞がん（扁平上皮がん）と診断され、大学病院を紹介された。同病院では、右視力0.1以下、左視力低下なしを確認し、蝶形骨洞から頭蓋底に及んでいたことから手術治療は困難と判断。30回のリニアックの放射線と化学療法が予定された。

　視力の温存をはかるべく、脳神経外科で

経鼻的腫瘍摘出術と視神経の減圧術、併せて脳下垂体機能へのホルモン補助治療を実施。PETCTを撮り（図１）、手術２ヵ月後に残存腫瘍に対して、10分割によるサイバーナイフ治療を追加。治療から３ヵ月後のPETCT（図２）で縮小消退を確認。その後、右失明、左視野狭窄、脳下垂体機能低下と尿崩症について内分泌補充療法を継続中。

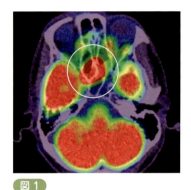

図1 治療前のPETCT。蝶形骨洞に腫瘍がみられるほか、腫瘍の頭蓋内への進展もみられる

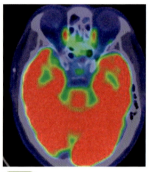
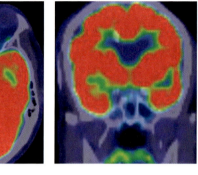

図2 治療から3ヵ月後のPETCT。蝶形骨洞から頭蓋内への進展をみた腫瘍は縮小消退をみせている

治療例2　蝶形洞がん、篩骨洞がん（腺様嚢胞がん）　失明　50代男性

　4年前の12月、物が2重にみえる複視を訴えて近くの大学病院の耳鼻科を受診。諸検査と生検が行われて、蝶形骨洞がん（腺様嚢胞がん）と診断されたが、腫瘍が大きくなりすぎていて手術治療は困難と聞かされた。

　別の大学病院（耳鼻科）を紹介され受診したが、やはり治療は困難と告げられたことから、その後は無治療で生活する。2年前から急速に視力低下がみられ緩和医療のため在宅診療所の紹介を受けた。視力は失われ、眼球の奥の痛みもあった。

　PETCT（図1）を撮ったのち、10日間10分割でサイバーナイフの治療を実施。視力は回復しなかったものの、1年後の診察とPETCT（図2）では治療をした腫瘍は縮小消退を示した。その後は全盲のため、家人の介助で元気に暮らしている。

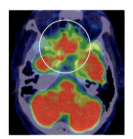

図1 治療前のPETCT。蝶形骨洞から篩骨洞に腫瘍がみられる。腫瘍は頭蓋内への進展もみられる

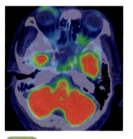
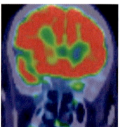

図2 治療から1年後のPETCT。蝶形骨洞から篩骨洞、さらに頭蓋内への進展をみた腫瘍は縮小消退をみせている

第4章

喉のがんを治療する

喉の構造

●咽頭と喉頭の仕組みと機能

　喉は口腔や鼻腔の奥から、食道や肺につながる気管の入り口部分までの部位をいいます。大別すると、食道につながる咽頭と、肺などへの気管につながる喉頭があります。

　咽頭は、上部から順に、上咽頭、中咽頭、下咽頭にそれぞれ区分されます。上咽頭は鼻腔や耳などとつながっており、主に、呼吸をするための器官になります。また、耳とつながっていることから、耳の圧力を調整する機能もあります。

　中咽頭は、呼吸のほか発音をしたり、飲み込んだりする役割があります。上咽頭や下咽頭と違い、呼吸と食道の両方の機能があるのが特徴です。下咽頭は、食道の最も近くにあることから、物を飲み込むときに働く役割があります。

　喉の内側は粘膜で覆われています。刺激のある食べ物や飲み物が喉を通過しても、この粘膜が喉の内側を保護してくれます。

　喉にはもう一つ、喉頭という器官があります。舌の付け根（舌根）から肺への気管入り口付近までの部位で、ちょうど喉仏のあたりになります。喉頭には、声を出すための器官、すなわち声帯があります。声帯がある部分を声門といいます。声門の上部を声門上部、下部を声門下部といいます。

　喉頭にはこのほか、食べ物が気管に誤って入る（誤嚥）ことのないように蓋になったり、呼吸をするための気道を確保したりする働きもあります。

●ヒダのような器官がふるえて声を出す

　喉頭をより分かりやすくしたのが右下のイラストです。では、どうして声が出るのかというと、声門上部と下部のちょうど間に、前庭ヒダ（室ヒダ）や、声帯ヒダと呼ばれる部分があり、ここを空気が通るときにヒダがふるえて音が出るといわれます。

　呼吸時は、声門は開いていて、発声時に声門が閉じることによってヒダに空気がぶつかり、音となって発するという仕組みです。ヒダはいわば、ピンと張りつめたゴムをイメージしてもらうと分かりやすいかもしれません。ゴムを思いきり張ったときにはじいた音は、とても高い音を発します。一方、緩んだゴムをはじくと低い音が出ます。声帯もこれと同じで、しっかりと閉じられた声門だと、高い音が出ます。よくかすれた声とか、スースーといった音が混じった声は、声門の閉じ方がゆるんでいる場合が考えられます。

　また喉頭の役割には、口腔で取り入れられた空気を気管を経由して肺に送る働きもあります。気管に送られた空気は肺へと達し、そこから酸素を取り込んだ血液が血管を通って心臓に送られ、全身に送られます。代わりに、二酸化炭素などが血液を経由して肺へと送られ、そこから再び気管を通って体外へ放出されます。

　喉は、外部から人間の生きるためのエネルギーを取り込むいわばパイプ役を果たしているといえます。

第4章 ▶ 喉のがんを治療する 047

喉の構造

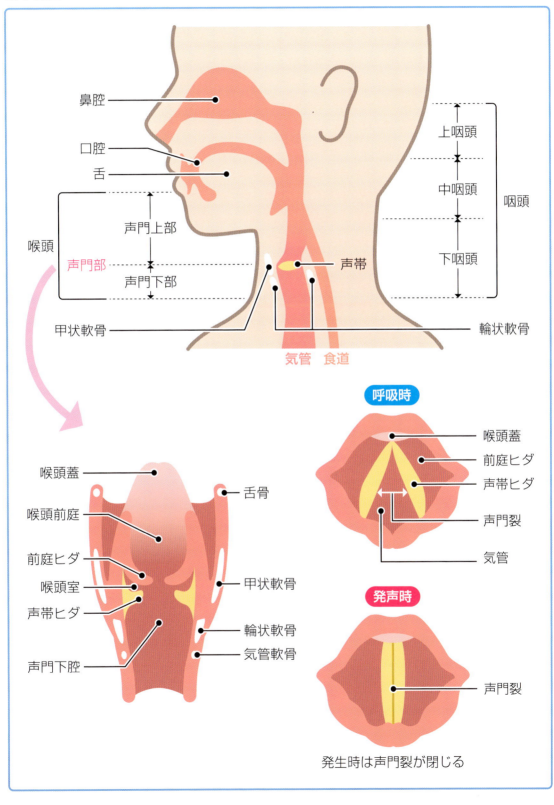

喉のがんとサイバーナイフ治療

●咽頭部か喉頭部かで
がんの名称が変わる

　前項でみてもらうと分かるように、喉は、咽頭と喉頭に大別できます。一見すると紛らわしいかもしれませんが、咽頭は食道に、喉頭は気管にそれぞれ関係していると覚えれば、理解しやすいかもしれません。

　喉のがんには、咽頭部にできたものか、あるいは喉頭部にできたものかで、病名が異なります。咽頭部にできたがんなら咽頭がん、喉頭部にできたがんなら喉頭がんと呼びます。

　さらに、咽頭の上部にできたがんなら上咽頭がん、下部にできたがんなら下咽頭がんといいます。喉頭でも、声門にできたがんは声門がんとなります。声門も上部と下部それぞれにできた場所で名称が変わり、声門上部にできたがんは声門上がん、下部ならば声門下がんといいます。

　がん全体からみると、喉のがんは1％程度なので罹患率は低いですが、部位によっては治りにくい場所です。

　声門がんの場合、手術による切除術を施すと、がんの浸潤を考えて声帯全体を取るのが一般的です。前述したように、声帯は声を発するうえで必要な器官です。そこで、声帯を切除したあとは、リハビリで発声訓練などを行います。

　一方、咽頭がんは前述したように、がんができた部位で病名が変わります。かかりやすい部位は上咽頭で、がんが進行すると耳が聞こえづらいなどの症状が現れます。

　喉のがんに罹患する要因には、刺激物の摂取や喫煙、アルコールなどが考えられます。とくに上咽頭がんは、耳に関連している場合もあります。耳とつながっていることからくる症状もありますし、頸部のリンパ節に転移することが多く、リンパ節が腫脹することが多くみられます。

　中咽頭がんは、呼吸や食べ物などを飲み込む機能があることから、飲み込んだときに違和感があったり、しみるような感じがしたり、喉に痛みなどがあります。

　下咽頭がんは、食べ物を飲み込むときに機能することから、飲み込んだときに異物があるような感じだったり、声がかれたりする嗄声（させい）症状がみられます。

●がんの転移はPETCTで検査する

　咽頭がんも喉頭がんも、隣接するリンパ節にがんが転移しているケースが散見されます。こののち紹介する症例でも、喉頭がんの頸部リンパ節転移や、下咽頭がんの頸部リンパ節転移といった症状の患者さんの治療にもあたっています。

　他のがんも同様ですが、原発性だから転移していないと思っても、全身のどこかにがんが転移していることはまれではありません。サイバーナイフ治療をする前に、必ずPETCTによる検査をするのは、全身のがん転移の状態を知るためには必要な処置です。

　咽頭がんと併発して頸部リンパ節に転移している患者さんに対しては、そちらもサイバーナイフにより治療します。

第4章 ▶ 喉のがんを治療する 049

喉のがんの兆候

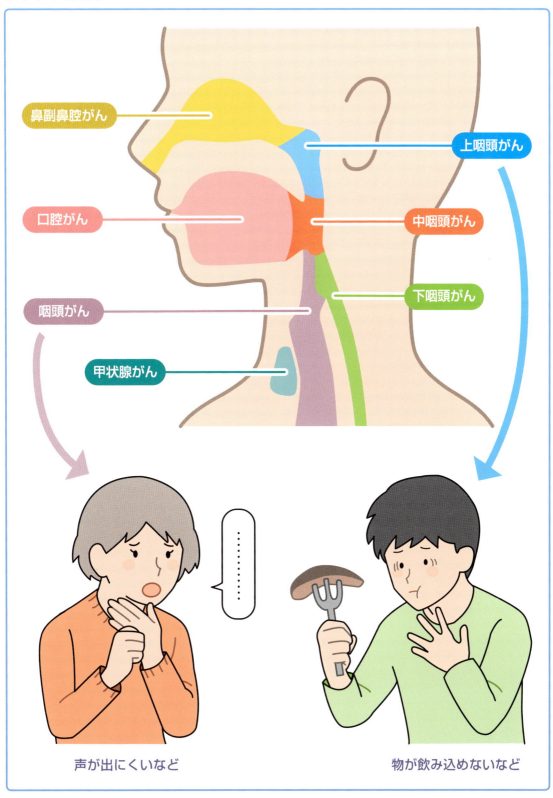

3 喉のがんの治療例

1 上咽頭がんの頭蓋底斜台進展　　60代男性

[症状] 5ヵ月前から後頸部に痛みがあり、しゃべりにくく呂律がまわらないと感じていました。近くの医院を受診したところ、舌の動きが悪いことを指摘され、舌がんの疑いで大学病院の耳鼻咽喉科を紹介されました。診察の結果、両側の舌下神経麻痺がみられMRで斜台部に腫瘍がみられたことから脳神経外科を紹介され、診察を受けると、腫瘍は転移性の悪性腫瘍の疑いがあり、手術治療は困難と説明を受けました。

[治療経過] 当院の脳神経外科と耳鼻科の診断結果は、上咽頭がん、扁平上皮がんの頭蓋底斜台進展で、サイバーナイフの治療が妥当となりました。このとき、両側舌下神経の麻痺と嚥下障害も認められました。PETCT（図1）やCT、MRを撮り、治療計画図（図3）を作成したのち、斜台部腫瘍を10日間10分割、頸部リンパ節転移を7日間7分割のサイバーナイフ治療を実施しました。

[治療後] 治療から1〜2ヵ月して、舌の麻痺は次第に改善し、呂律困難や嚥下障害もすみやかに改善されました。治療から3ヵ月後のPETCT（図2）では、腫瘍の縮小退縮を確認。今後も経過観察する予定です。

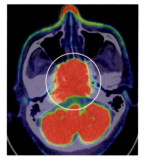
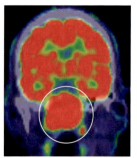

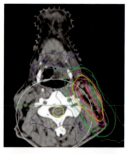

図1
治療前のPETCT。上咽頭〜頭蓋底に拡がる悪性腫瘍と左頸部リンパ節転移がみられた

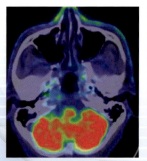
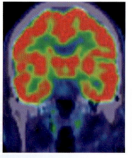

図2
治療から3ヵ月後のPETCT。治療部位の腫瘍はほぼ縮小消退を示した

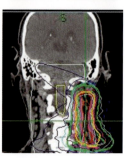

図3
CT治療計画図。頸部リンパ節に転移している

2 中咽頭がんと頸部リンパ節転移　　50代女性

[症状] 2年前の秋、しばらく前から喉の痛みがあったので、近くの耳鼻咽喉科を受診しました。そこで喉全体が腫れていることを指摘され、大学病院への受診を勧められました。大学病院で診察と検査をした結果、頸部リンパ節転移を伴う中咽頭がんと診断されました。手術による治療と化学放射線療法のどちらを選択するかと提示され、手術を受ける予定でしたが、手術日の2週間前になって他の治療法がないか再考することにしました。

[治療経過] 当院の耳鼻咽喉科で診察（図1）し、PETCT（図3）を撮ってから話し合ったところ、サイバーナイフ治療を実施し、その後、化学療法を行うことで同意しました。CT治療計画図（図2）を作成し、通院というかたちで中咽頭がんを7日間7分割、続けて頸部リンパ節転移も7日間7分割で実施しました。

[治療後] 化学療法は化学療法内科医が行いました。サイバーナイフ治療から5ヵ月後、PETCT（図4）で確認したところ、中咽頭がんと頸部リンパ節転移は消退していることが確認されました。その後も定期的に耳鼻科医の追跡による診察を続けています。

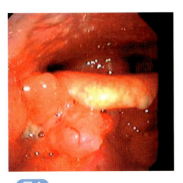

図1
診察所見。中咽頭がんがみられる

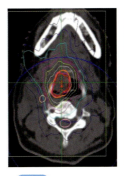

図2
中咽頭がんのCT治療計画図。赤い線で囲まれている部位が中咽頭がん

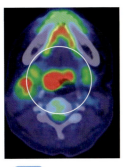 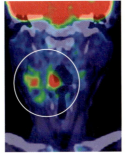

図3
治療前のPETCT。中咽頭がんと頸部リンパ節転移がみられる

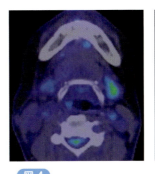 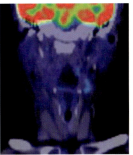

図4
治療後のPETCT。中咽頭がんと頸部リンパ節転移はほぼ消失している

3 喉頭がん（声門上がん） 60代女性

[症状] 7年前より頸部腫瘤を自覚していました。4年前の秋、大学病院を受診し、中咽頭がんと診断され、経口的中咽頭がん切除と右頸部郭清手術を受けました。その後、経過観察をしていましたが、1年前の2月、喉頭がんが再発しました。手術を勧められたものの処置しないままでいたところ、6月には嗄声がすすみ、発声できなくなりました。

[治療経過] 11月に当院へ来院され、耳鼻科で診察（図1）を受けたのち、PETCT（図4）を撮り、CTの治療計画図（図3）を作成しました。気管狭窄の症状はなかったですが、予防的に気管切開し、喉頭がんを10日間10分割で、頸部リンパ節を3日間3分割でサイバーナイフ治療を実施しました。

[治療後] 6ヵ月後、PETCT（図5）によりすでに治療を終えた喉頭がんは縮小退縮をみせているものの、エコー検査で右頸部リンパ節に新たな転移がみつかりました。すぐにCT治療計画図を作成し、5日間5分割でサイバーナイフ治療を実施しました。治療から2ヵ月後、この病変も縮小消退しているのがCTで確認しました。また、喉頭がんも消退退縮しているのが分かりました（図2）。

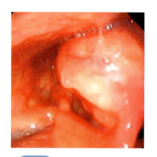

図1
診察所見。喉頭に大きな腫瘍を認める

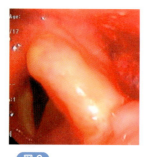

図2
喉頭がん（声門上がん）は、ほぼ縮小退縮している

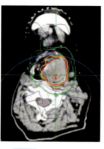

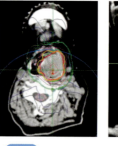

図3
CT治療計画図。赤い線で囲まれた部分が喉頭がんを示す

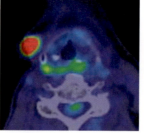

図4
治療前のPETCT。喉頭に大きな腫瘍と頸部リンパ節転移を認める

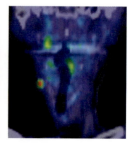

図5
治療から6ヵ月後のPETCT。喉頭がんと左頸部リンパ節転移は消失したが右に新しいリンパ節転移が出現している

4 中咽頭がん　　60代男性

[症状] 喉の腫れを訴えて近くの耳鼻科を受診したところ、中咽頭左側に腫瘍がみつかりました。そこで、紹介状をもって当院の耳鼻科を受診し、診察（図1）と生検を行ったところ、扁平上皮がんと判明しました。

[治療経過] そこで、化学療法を行うこと、頸部郭清の手術を受けること、原発の中咽頭がんについてはサイバーナイフの治療を実施すること、という治療方針で固まりました。PETCT（図3）を撮り、CT治療計画図（図2）を作成したのち、4日間4分割による治療を実施しました。

[治療後] 耳鼻科で追跡し、6ヵ月後に頸部郭清が行われました。耳鼻科の診察に加えて15ヵ月後のPETCT（図4）では、腫瘍はほぼ縮小退縮していることが確認できました。

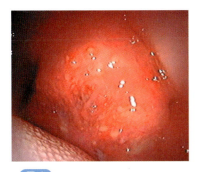

図1
中咽頭左側に腫瘍がみられる

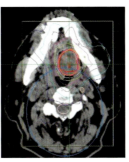

図2
CTの治療計画図。赤い線で囲まれている部分が腫瘍を示す

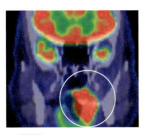

図3
治療前のPETCT。中咽頭がんがみられる

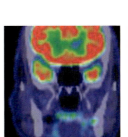
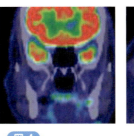
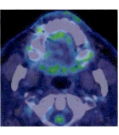

図4
治療から15ヵ月後のPETCT。中咽頭がんは縮小退縮している

5 下咽頭がん　　70代男性

[症状] 1〜2ヵ月前から食べ物を飲み込むときに、必ず喉の痛みがありました。近くのがん専門病院を受診し、頭頸部外科で検査した結果、下咽頭がん（扁平上皮がん）と診断されました。遠隔転移はないものの、頸部リンパ節転移と甲状軟骨への浸潤がありました。治療法として、①下咽頭と喉頭を全摘出し再建する根治手術、②抗がん剤と放射線治療の併用の2つの方法が提示されました。なお、心筋梗塞の既往がありました。

[治療経過] 当院の耳鼻科で診察（図1）したのち、治療法について充分に検討し、サイバーナイフ治療の実施を決めました。PETCT で原発がん（図4）、リンパ節転移を確認し、CT治療計画図（図3）の作成後、原発の下咽頭がんを8日間8分割で、頸部リンパ節転移を3日間3分割でそれぞれ治療を実施しました。

[治療後] 5ヵ月後のPETCTでは、原発がん（図5）、リンパ節転移は消退したことが確認できました。1年後の診察（図2）でも良好な経過を確認しました。

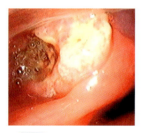

図1
治療前の診察所見。下咽頭がんがみられる

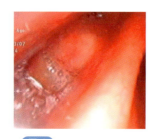

図2
治療から1年後の診察所見。腫瘍は消失している

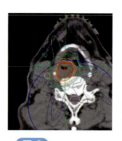

図3
下咽頭がんのCT治療計画図。赤い線で囲まれた部分が腫瘍を示す

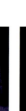
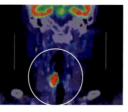

図4
治療前のPETCT。下咽頭がんがみられる

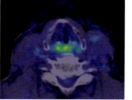
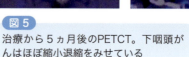
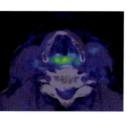

図5
治療から5ヵ月後のPETCT。下咽頭がんはほぼ縮小退縮をみせている

6 喉頭がん（声門上がん） 70代男性

[症状] 2週間程前から、喉の違和感を強く感じていたものの、病院へは行かず市販薬を内服して様子をみていました。しかし、次第に声はかすれ、食事の飲み込みも上手くできなくなりました。2〜3日前からは呼吸も苦しくなってきたことから、耳鼻科外来に緊急来院しました。診察すると、「ゼーゼー」と激しい上気道の狭窄音を発して、呼吸が苦しいと訴えたので、喉頭ファイバーで診察したところ、喉頭の右側、声帯に大きな腫瘍がみつかりました（図1）。緊急入院ののち、気管切開が行われ呼吸が確保されました。腫瘍は上下5cmに及び、気管は完全に圧排閉塞を来していました。採取した組織の病理検査の結果、扁平上皮がんと判明しました。

[治療経過] 本人の希望でサイバーナイフ治療をすることになり、PETCT（図4）などの画像検査ののち、治療は10日間10分割で実施しました（図3）。

[治療後] 治療から3ヵ月後、腫瘍は縮小消退しました（図2）。5ヵ月後のPETCT（図5）でも腫瘍はみられず、リンパ節転移もないことが確認されました。その後、2ヵ月ごとに経過観察を行っていますが、普通の呼吸、発声、嚥下機能を取り戻し、治療前と変わらない生活を送っています。

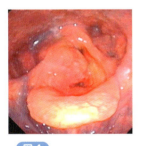

図1
診察所見。喉頭右側で声帯に固定された大きな腫瘍がみられる

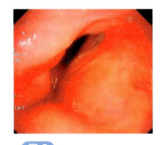

図2
治療から3ヵ月後の診察。腫瘍はほぼ消失退縮した

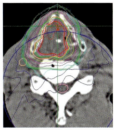
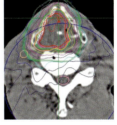

図3
CTの治療計画図。赤い線で囲まれた部位は声門上がんを示す

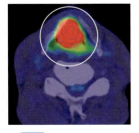

図4
治療前のPETCT。声門部に大きな腫瘍がみられる

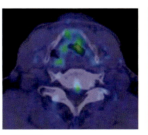
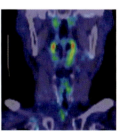

図5
治療から5ヵ月後のPETCT。声門部の腫瘍はほぼ縮小退縮した

7 下咽頭がん　　60代女性

[症状] 4年前の夏頃から咽頭痛、嗄声、頸部腫瘤の自覚がありました。そこで近くの総合病院の耳鼻咽喉科を受診したところ、下咽頭に腫瘍があり、生検の結果、扁平上皮がんと診断されました。下咽頭がんで直径3cmの頸部リンパ節転移を伴っていました。

[治療経過] 当院の耳鼻科で診察し、PETCT（図1）で下咽頭がんと頸部リンパ節転移が確認され、下咽頭がん本体はサイバーナイフ治療を行い、頸部リンパ節転移は郭清手術をする方針となりました。治療計画図（図3、4）を作成後、8日間8分割での治療を実施しました。

[治療後] 3年後のPETCT（図2）をみると、下咽頭がんが縮小消退していることが確認されました。その間に2回、複数の再発した頸部リンパ節転移についても、それぞれにサイバーナイフの治療を行いました。

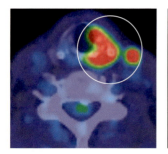
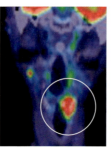

図1
治療前のPETCT。下咽頭がんと頸部リンパ節転移がみられる

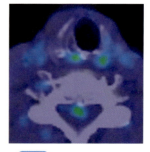
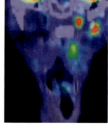

図2
治療から3年後のPETCT。下咽頭がんがほぼ縮小消退を示している

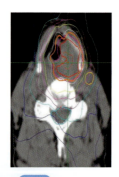
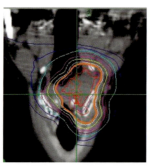

図3
CT治療計画図。赤い線で囲まれた部分が下咽頭がんを示す

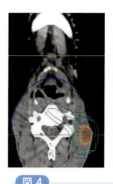
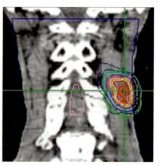

図4
CT治療計画図。赤い線で囲まれた部分が頸部リンパ節転移を示す

8 下咽頭がんと頸部リンパ節転移　　60代男性

[症状] 頸部リンパ節転移を伴う下咽頭がんという診断がなされ、総合病院へ入院し、化学放射線治療を30回の予定で開始しました。しかし、12回の治療が済んだところで軽い脳梗塞を併発したことから治療は一時中断しました。

[治療経過] 当院へ来院され、PETCT（図1）により縮小傾向にある下咽頭がんと頸部リンパ節転移を確認し、CTの治療計画図（図3、4）をそれぞれ作成しました。治療は、両方共に8日間8分割で実施しました。

[治療後] 1年後の診察で、PETCT（図2）を撮ったところ、腫瘍はよく制御されていることを確認しました。

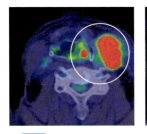
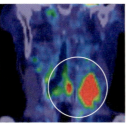
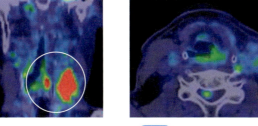
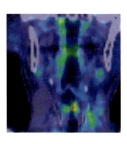

図1
当院での治療前のPETCT。大きな頸部リンパ節転移と縮小傾向をみせる下咽頭がんがみられる

図2
治療後のPETCT。下咽頭がんと頸部リンパ節転移はほぼ縮小消退を示した

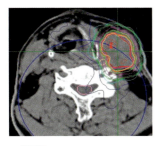
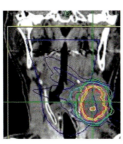
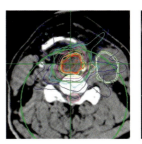
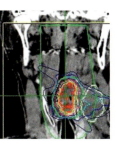

図3
CT治療計画図。赤い線で囲まれた部分が頸部リンパ節転移を示す

図4
CT治療計画図。赤い線で囲まれた部分が下咽頭がんを示す

9 大きな喉頭がん（扁平上皮がん）　　50代女性

[症状] 11年前より左耳下腺部に腫瘤があり、10年前に大学病院で、9年前に耳鼻科専門病院で良性腫瘍と診断されました。ここ1〜2ヵ月前から飲食がしづらくなり、咳込んだり、嗄声などもあったりすることから、当院の耳鼻科を受診しました。左頸部には腫瘤があり、局所の診察で喉頭声門部に大きな腫瘍が認められ（図1）、組織検査を行ったところ、扁平上皮がんという診断結果でした。

[治療経過] PETCT（図3）などによる診断確定後、原発の大きな喉頭がんに対しては8日間8分割によるサイバーナイフ定位放射線治療を行いました。

[治療後] 内服と注射による化学療法を経て、大きな頸部リンパ節転移に対しては両側頸部リンパ節郭清手術を行いました。経過観察を続けましたが、最近の局所所見（図2）、PETCT（図4）ともに腫瘍はみられず、良好な経過を示しています。

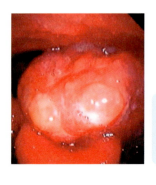

図1
耳鼻科医の喉頭の診察像。大きな腫瘍で喉頭が充満されている

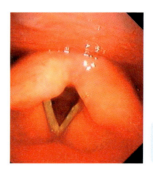

図2
診察で喉頭に異常はなく腫瘍はみられない

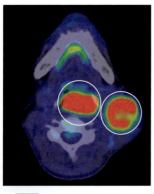

図3
PETCTは喉頭より下咽頭に及ぶ大きな腫瘍と左頸部に4cmの頸部リンパ節転移を認めた。治療前のPETCT横断像と前後像で大きな喉頭の腫瘍とすぐ外側に大きな頸部リンパ節転移がみえる

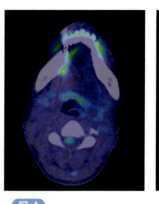

図4
治療から2年後のPETCT。横断像と前後像で治療前にみられた腫瘍とリンパ節転移が消失しているのが確認できる

COLUMN 3

中咽頭がんとヒトパピローマウイルス（HPV）

　1983年、ドイツのハラルド・ツア・ハウゼン（Harald zur Hausen）博士らにより、子宮頸がんから16型ならびに18型ヒトパピローマウイルス（Human Papilloma Virus：HPV）のDNAが発見され、その因果関係が初めて示唆されました。その後の研究から、子宮頸がんはHPV感染によって発症することから、HPVは子宮頸がんの原因ウイルスとして確定されました。2008年にはこの功績で同博士らにノーベル賞が贈られています。

　HPVは皮膚や粘膜の接触で感染するDNAウイルスで100以上の型があり、発見順に番号がつけられていて、がんの発生との関連の程度に従って高リスクと低リスクに分けられています。HPV感染の多くは無症候か自然に消退するものですが、子宮頸部に持続感染した場合に子宮頸がんを引き起こします。またHPVは子宮がんの他に、肛門がん、性器がん、頭頸部のがん

を引き起こすことも分かってきています。その多くは性的な接触によるHPVへの感染が原因です。従来の高齢の男性でタバコとアルコールの接触が多い人にみられた頭頸部のがんではなく、最近増加していると指摘されているのは、タバコやアルコールの接触が少なく、40〜55歳とやや若い年代で発症する中咽頭がんなどで特徴的なHPVのDNAが確認されるタイプといわれています。

　ライフスタイルの変化に伴い、HPV陽性がんは今後増加することは間違いなく、従来のHPV陰性の頭頸部のがんとは臨床像や治療への反応が大きく異なるHPV陽性がんについての認識と対応が肝要になっています。

　治療側の立場としては、HPV検出がその後の診断や治療を大きく変えていくものと考えています。治療を実施してきた中から、本件に関する2例を紹介します。

治療例 1 　右中咽頭がん　頸部リンパ節転移　40代女性

　2年前の年末頃より、喉が痛くて近隣の医院(耳鼻科)を受診。扁桃炎と診察され抗生剤を内服したが、その後も咽頭痛は緩解憎悪を繰り返した。3月に大学病院を受診したところ、右扁桃が大きく前口蓋弓を圧排しているといわれ、MR画像で悪性腫瘍と疑われた。疼痛も強いことから、全身麻酔による手術が提案された。その後、右舌根部粘膜の生検を行ったところ扁平上皮が

んと判明。さらに生検の結果、ヒトパピローマウイルスP16が陽性であることも判明した。

　PETCT（図1）を撮りCTの治療計画図を作成。通院による治療で、中咽頭がんを8日間8分割、頸部リンパ節転移を3日間3分割で実施。治療後の経過は順調で、4ヵ月後のPETCT（図2）では腫瘍とリンパ節転移はともに縮小消退をみせた。

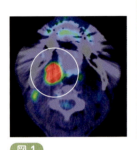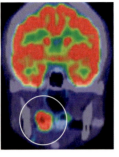

図1 治療前のPETCT。右咽頭側壁に腫瘍がみられる。また右頸部にリンパ節転移がみられる

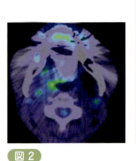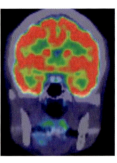

図2 治療から4ヵ月後のPETCT。中咽頭がんと頸部リンパ節転移は縮小消退を示した

治療例2　右中咽頭がん　頸部リンパ節転移　40代男性

　3年前の11月頃、右扁桃の外側に大きな腫瘤と疼痛を自覚し、都内の総合病院を受診。生検を勧められたが実施せず。年が明けた2月に2回、中咽頭腫瘍の生検が行われ、扁平上皮がんでヒトパピローマウイルスP16が陽性と判明した。

　PETCT（図1）では右中咽頭がんが左側壁へも進展しており、右頸部のリンパ節転移もみられた。通院により、右側壁より左側壁に及ぶ中咽頭がんは10日間10分割で、右頸部リンパ節転移は5日間5分割でサイバーナイフ治療を実施。

　治療から5ヵ月後のPETCT（図2）では腫瘍と頸部リンパ節転移は縮小消退したことが確認された。その後、最初の治療から9ヵ月後と20ヵ月後に頸部リンパ節転移がみられたことから、それぞれ同じくサイバーナイフ治療を追加実施し、現在は経過観察中。

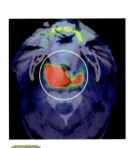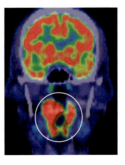

図1 治療前のPETCT。右側壁の中咽頭がんが左側壁へも進展しており右頸部のリンパ節転移もみられる

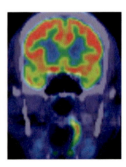

図2 治療から5ヵ月後のPETCT。中咽頭がんと頸部リンパ節転移は縮小消退を示した

COLUMN 4

喉、頸部は多種多彩ながん、腫瘍病変がみられる銀座4丁目

どうしてこんなに多くの種類のがんや腫瘍病変が、頸部や喉にはみられるのだろうか。この問いの一つの答えとして以下のような理由が説明できると思います。

この頸部や喉の狭いスペースには、唾液腺、甲状腺、気管（粘膜）、食道（粘膜）、各種血管、頸椎（骨）、頸髄、脳神経、脊髄神経、リンパ組織、筋肉などなど多彩な組織が、窮屈に入り込んで存在していることから、それを母体にして多種多様な腫瘍病変が出現するのではないかと推察されます。

加えて、豊富なリンパ流と血流により、他の部位からのがん転移も多く流入・発生しますし、逆にこの頸部や喉から発生した多くの種類の腫瘍、がんが全身へ出ていくのだろうと想像することもできます。これらの多彩な腫瘍、がんに対して、手術や化学療法、そして従来の放射線治療だけで対応するのは少し難しいのではないかと感じるのは私だけではないでしょう。サイバーナイフの治療の応用・適応はかなりの有効性を発揮する可能性を秘めていると思われます。以下に治療例を紹介します。

治療例1　肺がん（神経内分泌腫瘍）の気管転移　60代男性

4年前に肺がんがみつかり気管支鏡を併用して右肺上葉切除とリンパ節郭清手術を実施。組織診断は神経内分泌腫瘍と確定。

昨年1月頃より呼吸が苦しくなり、3月になり同院の耳鼻咽喉科を受診したところ、声門下の気管に腫瘍がみられ呼吸をするときに激しく喘鳴が聞こえるとのこと。腫瘍より2cmほど尾側の位置に気管切開を実施。その後、この気管にみられた腫瘍は肺がんと同じく神経内分泌腫瘍と判明した。

患者との話し合いの末、サイバーナイフ治療を選択。PETCT（図1）を撮影し、治療計画図を作成したのち、自宅からの通院により、10日間10分割で実施。

治療から3ヵ月後のPETCT（図2）で気管内を充満していた腫瘍は縮小消退をみせたのを確認。気管切開もほどなく自然閉鎖された。

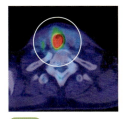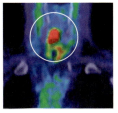

図1
治療前のPETCT。気管を充満する腫瘍が気道を閉塞している

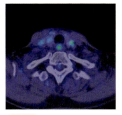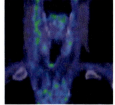

図2
治療から3ヵ月後のPETCT。気管内の腫瘍は縮小消退を示した

治療例2　多発性骨髄腫（頸椎）　70代男性

　1ヵ月前から後頭部痛を自覚。近くの整形外科を受診し変形性頸椎症と診断。数日前よりこの後頭部痛が悪化し首を回すと痛くて動かせなくなった。手足のしびれはない。

　当院の整形外科を受診し経過を診ていたところ、1〜2ヵ月の経過で疼痛がさらに悪化し、MR検査で頸椎に腫瘍の存在が疑われたことから、腫瘍の一部摘出を含む頸椎の手術を実施。

　術後、手術時の組織検査より多発性骨髄腫の診断が確定したので血液内科に転科し、化学療法がほどなく開始されることになった。外来通院で3ヵ月半、化学療法が続けられたが再び疼痛が悪化し腫瘍の増大がみられるため、定位放射線治療の依頼があり当科外来へ来院した。

　PETCT後（図1）、治療計画図を作成し、サイバーナイフ治療を実施。治療後、次第に疼痛は和らいで4ヵ月後のPETCT（図2）で治療部位の頸椎腫瘍は消退していることが確認された。

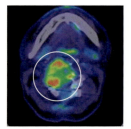 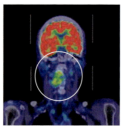

図1
治療前のPETCT。腫瘍が頸椎から副咽頭間隙へ進展していた

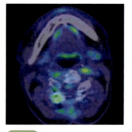 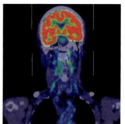

図2
治療から4ヵ月後のPETCT。腫瘍は縮小退縮している

治療例3　頸部グロムス腫瘍　60代女性

　約32年前より左頸部腫瘤を自覚。極めて緩徐に腫瘤は大きくなってきた。17年前頃、2つの大学病院を受診したが、治療は危険かつ困難であり、経過観察を勧められていた。12年前に3つめの大学病院を受診し説明を聞くと、引き続き経過観察を勧められた。6年前にその大学病院でサイバーナイフの治療のため相談するよう勧められ来院した。

　MR（図1）MRとCTで治療計画図を作成したのち、治療は7日間7分割で実施。治療後、時間が過ぎるに伴い、頸部を触れることで腫瘍の大きさが縮小していると自覚。3年5ヵ月後のMR（図2）で、画像上も腫瘍は縮小していることが確認された。

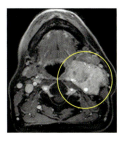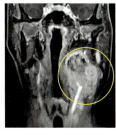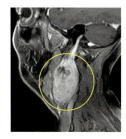

図1 治療前のMR。左頸動脈を巻き込んだ大きな腫瘍がみられる

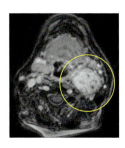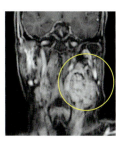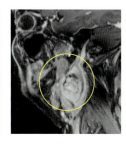

図2 治療から3年5ヵ月後のMR。左頸部腫瘍は若干の縮小を示した

治療例4　乳がんの頸椎転移　60代女性

　7年前に都内の大学病院で左乳がんの手術治療ののち、放射線治療を受けた。乳がんは女性ホルモンとハーセプチンに反応する種類と判明したことから以後、これらを主体とした化学療法が繰り返し実施された。今回、数ヵ月前より後頸部の疼痛を訴えたことから、脳神経外科などを受診して、頸部の骨転移が疑われ来院。

　治療前のPETCTで第一頸椎（C1）左側（図1）と、第六頸椎（C6）右側（図3）に頸椎転移を認める。それぞれにCTの治療計画図を作成し、第一頸椎（C1）と第六頸椎（C6）をともに3日間3分割でサイバーナイフの治療を実施。治療後は引き続き化学療法を継続していたが、疼痛は次第に軽快緩和された。4ヵ月後のPETCT（図2）（図4）では、治療部位の2ヵ所の頸椎転移はともに縮小消退を示した。

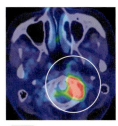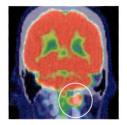

図1 治療前のPETCT。第一頸椎（C1）左側に頸椎転移がみられる

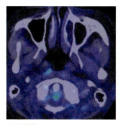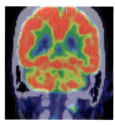

図2 治療から4ヵ月後のPETCT。頸椎転移は縮小消退を示している

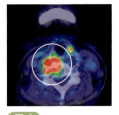 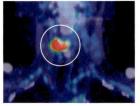 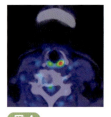 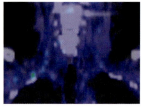

図3
治療前のPETCT。第六頸椎（C6）右側に頸椎転移がみられる

図4
治療から4ヵ月後のPETCT。頸椎転移は縮小消退を示している

治療例5　肺腺がんの頸椎転移　60代女性

　2年前の6月、その1ヵ月前頃より後頸部から両肩に強い痛みがあり、近くの整形外科医院を受診。X線検査で第三頸椎の変形がみられ、MRで左肺尖部の腫瘍や右胸水貯留が疑われたことから紹介先の呼吸器内科へ来院。CTガイド下に肺腫瘍の生検が実施され、肺腺がんの診断を受けた。

　肺がんの治療に先行して、頸部の痛みの治療をするため、PETCT（図1）を撮り、CT治療計画図を作成し、5日間5分割のサイバーナイフによる治療を実施した。その後は内科で肺腺がんの化学療法を開始。治療から5ヵ月後のPETCT（図2）では、腫瘍の縮小退縮がみられた。

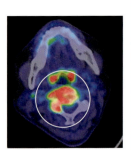 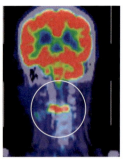 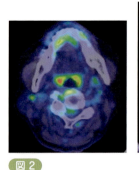 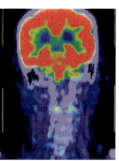

図1
治療前のPETCT。第三頸椎に肺がんの頸椎転移がみられる

図2
治療から5ヵ月後のPETCT。転移性頸椎腫瘍は縮小退縮の傾向をみせた

治療例6　乳腺脂肪肉種の鎖骨上窩転移　80代女性

　10年前の6月に左腋窩のリンパ節が大きく触れることから近くの大学病院を受診。生検後、これの摘出手術を受けた。診断は乳腺の脂肪肉腫。1年後に再発し、今度は大胸筋、肋骨も含めた拡大した範囲の手術が行われ、術後に放射線治療を25回追加で実施した。

　その後8年間に、左上腕や腋窩、鎖骨窩などに腫瘍再発を繰り返し、計5回の手術が行われた。2年前の4月、鎖骨上窩に大きく再発腫瘍がみられた。

　PETCT（図1）で確認後、CT治療計画図を作成し、自宅からの通院で5日間5分割によるサイバーナイフ治療を実施。治療から7ヵ月後には、PETCT（図2）で腫瘍の縮小消退傾向が確認された。

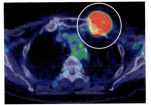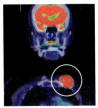

図1　治療前のPETCT。左鎖骨上窩に腫瘍がみられる

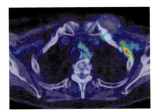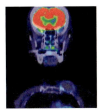

図2　治療から5ヵ月後のPETCT。腫瘍の縮小退縮がみられた

治療例7　悪性リンパ腫（マントル細胞リンパ腫）　70代男性

　12年前に口腔内や頸部に腫瘍が多発してみられ、総合病院の血液内科で生検を行ったところ悪性リンパ腫と診断。以後、同内科で化学療法を繰り返し、6年前には頭頸部の通常分割放射線が追加され病状をコントロールしてきた。

　今回、右頸部に大きな腫瘍が出現したため、局所の放射線治療を目的に紹介されて来院。PETCT（図1）で確認後、CT治療計画図の作成を済ませたのち、治療を実施。治療は、すでに一度放射線治療の既往があること、腫瘍が大きいことを勘案して8日間8分割で行った。治療後、血液内科に戻り経過観察を継続したが、治療から5ヵ月後のPETCT（図2）で治療が奏功したことが確認された。

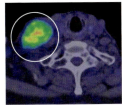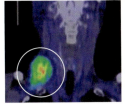

図1　治療前のPETCT。右頸部に腫瘍がみられる

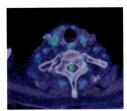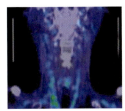

図2　治療から5ヵ月後のPETCT。腫瘍は縮小退縮を示した

COLUMN 5

拡がる甲状腺がんへのサイバーナイフ治療の適応と応用

甲状腺には5つのがんがあります。①乳頭がん、②濾胞がん、③髄様がん、④未分化がん、⑤悪性リンパ腫です。90％は①の乳頭がんが占め、次に多い5％の②濾胞がんと合わせると、この2つで95％と大部分の甲状腺がんを占めることになります。この2つのがんはほとんどの例でゆっくりと進行することが特徴で、転移することも多いのですが、適切な治療を受ければ10年生存率も80％を超えており、その予後は比較的良好なものといわれています。

しかしこれらの予後良好な2つのがんの中に〝高リスク群〟と呼ばれる一群が10％程度存在するといわれています。やや高齢で、腫瘍が大きく、甲状腺の外の気管や食道などに腫瘍が拡がり、肺や全身の骨に転移するものです。

これまでに私どもの施設では、甲状腺専門の病院や甲状腺がんを多く扱う部門や施設から、甲状腺がんの治療の依頼を受け、紹介・来院する甲状腺がんの患者さんについて、その病変をPETCTで確認して、数多くの治療を実施してきました。

それらは、①手術後に残存したり再発し手術では取り切れない甲状腺がん、②甲状腺の外へ進展したり再発した甲状腺がん、③頸部や縦隔などのリンパ節転移や離れた部位への骨転移、などが主な対象になっています。すなわち〝高リスク群〟の例が多く治療の対象となっており、それらについてサイバーナイフの定位放射線治療を適応してきました。

治療後は紹介の施設とともに経過をみていきますが、その経過は良好なことが多く、甲状腺がんの〝高リスク群〟が対象でも、その多くが決して予後が悪くはないという実感があります。

人間の体を維持するために内分泌腺より分泌されるホルモン中でも、生命を維持するうえで最も重要なホルモンは、副腎皮質ホルモンと甲状腺ホルモンといわれており、この2つが欠如すると生命は維持できません。この極めて重要な甲状腺のがんを、いかに甲状腺を守りつつ治療するか、サイバーナイフの治療が適応・応用されるように工夫をこらす必要があります。

治療例1　甲状腺乳頭がん　80代男性

甲状腺の専門病院で17年前の8月に甲状腺左葉乳頭がんと診断され、甲状腺摘出術と左頸部郭清術を実施。15年前に右頸部に再発して右頸部郭清術が実施され、13年前にI-131を用いた放射性ヨードの治療と縦隔郭清術を受けた。12年前には頸部の局所再発、11年前には肺転移が確認された。

TSH抑制療法を行うも再発腫瘍は次第に増大を示した。5年前に紹介されて来院。PETCT（図1）で確認し、CTの治療計画図を作成。自宅よりの通院で、10日

間10分割で実施した。

その後の経過は良好で、腫瘍はゆっくりと縮小をみせ頸部の膨隆も改善。治療から4年後のPETCT（図2）で著しい縮小が確認された。

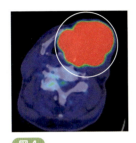 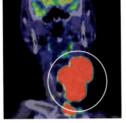 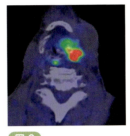 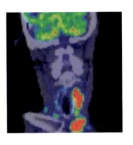

図1　治療前のPETCT。甲状腺左葉を中心に拡がる巨大な腫瘍がみられる

図2　治療から4年後のPETCT。治療した巨大な腫瘍は著しい縮小傾向をみせた

治療例2　甲状腺乳頭がんの手術後再発　70代女性

19年前の11月に大学病院で、甲状腺腫瘍について甲状腺全摘手術を受けた。そして、甲状腺乳頭がんと診断され、12月には残存腫瘍に対して放射性ヨードの治療も実施。2年前の11月になり嗄声が目立ち始め、頸部の腫脹もみられるようになり、CTで甲状軟骨、輪状軟骨浸潤を伴う甲状腺がん手術後の局所再発が明らかになった。

甲状腺専門病院を家人と受診して治療は喉頭摘出術も考えなければならないと説明を受けた。本人も家人も声を失ってまで積極的な治療を望まないとの意向を示したことから、同病院より腫瘍の増大による窒息は回避すべきであろうことが説明され、来院。PETCT（図1）を撮り、CTの治療計画図を作成。

治療は自宅より通院して10日間10分割で実施した。治療後は安定した経過をみせて次第にゆっくりと嗄声が改善を示し、治療から7ヵ月後のPETCT（図2）では、腫瘍は縮小消退傾向が確認された。

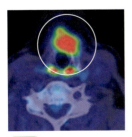 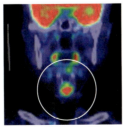 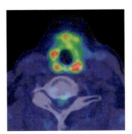 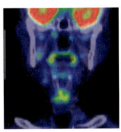

図1　治療前のPETCT。甲状軟骨と輪状軟骨を侵食する腫瘍がみられる

図2　治療から7ヵ月後のPETCT。頸部正中の再発腫瘍は縮小消退を示した

治療例3　甲状腺MALTリンパ腫　50代女性

　以前より時々、前頸部の腫れが出現しては消退することがみられた。1年前の9月に、2週間前からの前頸部の腫脹を再び自覚し、耳鼻咽喉科に来院。同科では超音波検査でこの左右に拡がる腫瘤を確認し、悪性リンパ腫などを疑い生検を実施。またPETCT（図1）を撮った結果、悪性リンパ腫を示唆する所見を得た。

　生検の結果より悪性リンパ腫（MALTリンパ腫）との確定診断が得られたので、サイバーナイフの治療と引き続き化学療法を受けることを勧められた。CTの治療計画図（図3）を作成し、治療は5日間5分割で実施。治療後は経過も良好で、腫瘍は次第に縮小傾向をみせた（図2）。

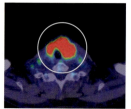
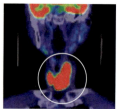

図1　治療前のPETCT。甲状軟骨と輪状軟骨を侵食する腫瘍がみられる

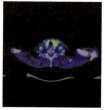
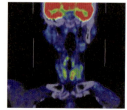

図2　治療から4ヵ月後のPETCT。甲状腺にみられた腫瘍は縮小消退を示した

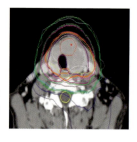
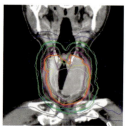
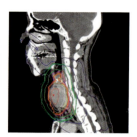

図3　CT治療計画図。赤い線で囲まれる部分が甲状腺両葉の悪性リンパ腫を示す

治療例4　甲状腺乳頭がんの鎖骨窩、頸部リンパ節転移　70代女性

　23年前、甲状腺乳頭がんと診断され甲状腺右葉切除、頸部郭清の手術を受けた。12年前、再度右の残りの右甲状腺切除と頸部郭清が行われたが、このとき、肺転移が指摘された。8年前、もう一度右頸部リンパ節転移について手術が行われたがその後、甲状腺専門病院でアイソトープの治療を3回実施。しかし奏功せず、4年前にサイバーナイフの治療のため来院。PETCT（図1、3）で頸部リンパ節転移、鎖骨窩リンパ節転移の多発転移がみられた。CT治療計画図を作成し治療はそれぞれについて5日間5分割、3日間3分割で実施した。治療から2年3ヵ月後のPETCT（図2、4）では、それぞれのリンパ節転移は縮小退縮傾向を示した。

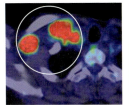
図1 治療前のPETCT。鎖骨窩リンパ節転移がみられる

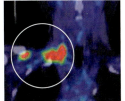

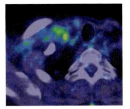
図2 治療から2年3ヵ月後のPETCT。鎖骨窩リンパ節転移は縮小消退を示した

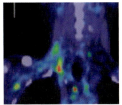

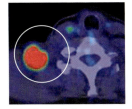
図3 治療前のPETCT。頸部リンパ節転移がみられる

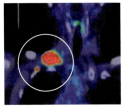

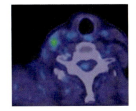
図4 治療から2年3ヵ月後のPETCT。頸部リンパ節転移は縮小消退を示した

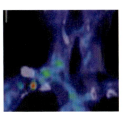

治療例5　甲状腺髄様がんのルビエールリンパ節転移　70代女性

　8年前に甲状腺髄様がんと診断され、総合病院で左甲状腺切除手術。翌年、再発について右甲状腺線切除手術。さらに翌年、再発で気管周囲の広範囲リンパ節郭清手術を受けた。6年前に再発し、甲状腺専門病院で広範囲の郭清手術を受けた。

　5年前PETCTでルビエールリンパ節転移がみつかり来院。PETCT（図1）では、ルビエールリンパ節転移、気管前リンパ節転移がみられた。CT治療計画図を作成後、これらリンパ節転移についてサイバーナイフの治療を実施。翌年のPETCT（図2）では治療をした転移の消退はみられたが、新たな5つのリンパ節転移に対しては、再度、サイバーナイフ治療を追加。その後は現在まで再発はなく、経過を観察中。

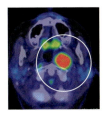
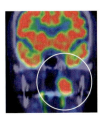
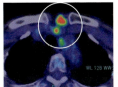
図1 治療前のPETCT。左ルビエールリンパ節や気管前リンパ節の転移がみられる

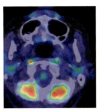
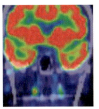
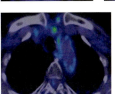
図2 治療翌年のPETCT。治療をした各リンパ節転移は縮小消退を示した

治療例6　甲状腺濾胞がんの胸骨転移　70代男性

　9年前に心筋梗塞で大学病院入院中に甲状腺濾胞がんがみつかり、甲状腺専門病院に行き甲状腺全摘手術が実施された。7年前は甲状腺濾胞が腰椎に転移し、大学病院の整形外科で腰椎転移手術が行われた。

　5年前に胸骨と第四腰椎への転移がみつかり、サイバーナイフ治療のため来院。

PETCT（図1、3）を撮り、CTの治療計画図を作成して、治療は胸骨転移を10日間10分割で、腰椎転移を5日間5分割で実施。治療後は良好な経過を辿り、腫瘍は縮小傾向をみせ、1年後のCTや4年後のPETCT（図2、4）でそれぞれ縮小消退傾向を確認した。

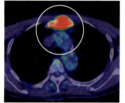
図1　治療前のPETCT。胸骨に骨転移がみられた

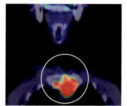

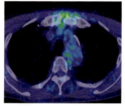
図2　治療から4年後のPETCT。治療をした胸骨転移は縮小消退を示した

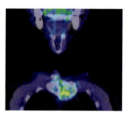

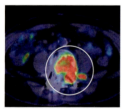
図3　治療前のPETCT。第四腰椎に骨転移がみられた

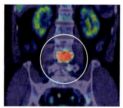

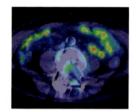
図4　治療から4年後のPETCT。治療をした第四腰椎の骨転移は縮小消退を示した

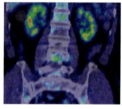

治療例7　甲状腺濾胞がんの頭蓋骨転移と脳下垂体転移　40代男性

　2年前に右頸部の腫瘍を訴えて大学病院の頭頸科を受診し、画像検査や生検検査を受けた結果、右甲状腺濾胞がんとその頭蓋底転移を指摘された。まず同大学で甲状腺がん濾胞がんの摘出手術が行われた。手術後、転移病巣の治療については通常の通り、放射性ヨウ素アイソトープ治療のため甲状腺専門の病院を紹介された。

　甲状腺専門の病院では、頭痛が激しいこと、だるく疲れやすいことなどを訴えるため予定の治療を優先せず、大きな頭蓋骨転移について手術あるいは放射線治療などが望ましいと考え来院。MR、CTで病変を確認し、PETCT（図1、3）で全身多発転移を検索。まず、大きな後頭蓋窩小脳硬膜外転移と脳下垂体転移について優先して

治療計画図を作成し、大きな後頭蓋窩腫瘍は7日間7分割で、脳下垂体転移は5日間5分割で治療を実施。

治療期間に脳下垂体機能検査も進め、転移により脳下垂体機能低下を来しており、副腎皮質ホルモンを内服補充することで、自覚していただるさ、倦怠感は一掃された。治療から3ヵ月後のMR、PETCT（図2、4）でそれぞれ縮小退縮傾向が確認された。

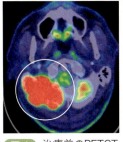
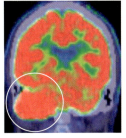

図1 治療前のPETCT。右の後頭蓋窩小脳硬膜外に大きな転移性腫瘍を認める

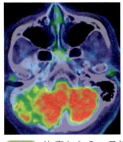
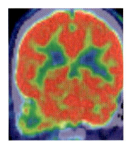

図2 治療から3ヵ月後のPETCT。腫瘍は著しく縮小退縮を示している

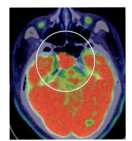
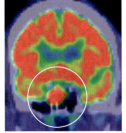

図3 治療前のPETCT。脳下垂体に大きな転移性腫瘍を認める

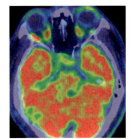
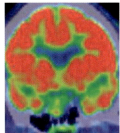

図4 治療から3ヵ月後のPETCT。腫瘍は著しく縮小退縮を示している

治療例8　甲状腺乳頭がん　80代女性

7年前、右甲状腺腫瘍について甲状腺疾患の専門病院で右甲状腺右葉切除、頸部リンパ節切除の手術を受けた。診断は甲状腺乳頭がん。その後、3回のリンパ節切除の手術を受けたが、右鎖骨下動脈が腫瘍に巻き込まれていて取りきれなかった。そこで3年前、当院耳鼻咽喉科を受診し、大きく増大した残存腫瘍について、サイバーナイフの治療を勧められた。

PETCT（図1）、CT治療計画図の作成を済ませ、10日間10分割で治療を実施。以後、経過観察となったが、治療後の不都合もなく推移し、1年後には右頸部の皮膚の膨隆もかなり改善され、PETCT（図2）でもそれがよく確認できた。

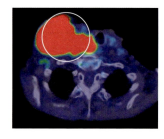
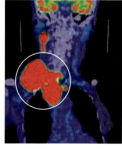

図1
治療前のPETCT。右頸部鎖骨下に拡がる大きな腫瘍がみられる

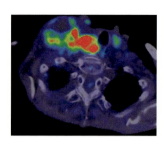
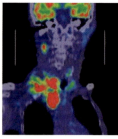

図2
治療から1年後のPETCT。大きな腫瘍が縮小傾向をみせている

第5章

口のがんを治療する

1 口の構造

●口の仕組みはどうなっているか

　口は、くちびるのある口唇から、口の中の口腔までを指しますが、本書ではおもに口腔についてみていきます。

　口腔は、上顎部分にあたる口蓋と、下顎部分にあたる口腔底で形成されています。口蓋の入り口付近は硬口蓋と呼ばれる骨のような硬い部分に占められ、その奥には柔らかい軟口蓋があります。

　一方、口腔底は、筋肉質の柔らかい舌があり、舌の下部は口腔底になります。ここには、舌下腺や顎下腺などの唾液腺があり、その開口部が位置し、さらに舌神経や舌下神経につながっています。唾液が出てくるのは、唾液腺の排泄管が開くことによるものです。

　口腔の奥をのぞくと、上顎の中央あたりから下にでっぱりのようなものが垂れ下がっているのが分かります。よく〝のどちんこ〟と呼ばれる部分で、正確には口蓋垂という名称があります。口蓋垂の役割は、口の中の飲食が鼻の中に侵入するのを防いだり、咀嚼（そしゃく）や発声、嚥下などの働きを助けたりする目的があります。

　上顎と下顎にはそれぞれ歯根を覆っている歯茎があり、歯根から出ているのが歯です。歯は、上顎下顎それぞれ16本（一番奥の親知らずを入れた場合）の永久歯があります。口腔は、物を咀嚼する、声を出す、呼吸をする、味覚を感じるなど、いくつもの機能を有しています。声を出すうえでは舌や声帯の器官を使いますし、物を咀嚼するうえでは歯を使うなど、それぞれの器官どうしが関連して働いています。

　また口腔は、鼻からの鼻腔とつながっており、空気の気道を確保しています。

　頭頸部の中でも外部からの刺激が多く、食べ物や飲み物のほか、歯の治療で被せた金属が舌を刺激するなど、病気になるリスクを有する部位ともいえます。

●〝べろ〟とも呼ばれる舌の役割

　舌は〝べろ〟とも俗称され、味覚、咀嚼、発声、嚥下という機能動作をするうえで欠かせない器官です。舌で味を感知するのは、茸状乳頭（じょうじょうにゅうとう）や糸状乳頭（しじょうにゅうとう）という小さな白っぽいつぶが表面にあって、そのなかの味蕾（みらい）という器官によるものです。風邪などをひくと味覚がなくなることがありますが、それは味蕾の機能が低下したり、あるいは匂いを感知する鼻の嗅細胞の機能が低下したりすることが原因と考えられます。

　普段はあまり気にならない舌ですが、口内炎などができると、ピリッとくる痛みが走ります。また、義歯や歯の欠落等によって舌にあたってしまう場合、舌を傷つけたりすることもあります。舌はとてもデリケートな器官なので、少しでも炎症があると、話をしづらくなったり、咀嚼や嚥下といった機能が低下したりすることもあります。

　このように口腔は、人間が生存するための呼吸や食物の摂取や、人がコミュニケーションをするうえで大切な器官なのです。

第5章 口のがんを治療する 075

口の構造

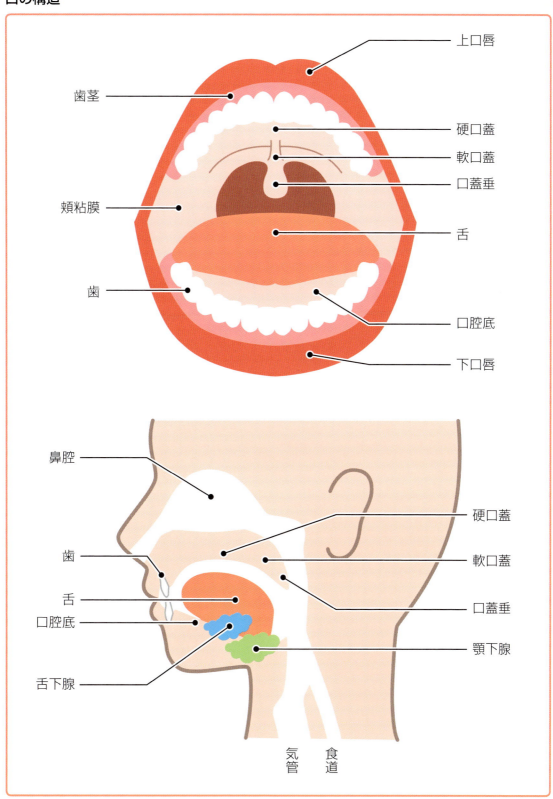

② 口のがんとサイバーナイフ治療

●口腔がんの発生と種類

口腔は、頭頸部の中でも外部からの刺激が多く、食べ物や飲み物のほか、歯の治療で被せた金属が舌を刺激するなど、病気になるリスクが高い部位といえます。

たとえば、熱々で湯気が出ているものや、香辛料の効いた飲食物などを口にすると、口腔内の舌や硬口蓋などの粘膜層に影響を与えます。熱い食べ物を口にすると、硬口蓋の表皮がむけたりすることがあると思いますが、これも軽い火傷をしているのが原因です。

このような刺激が口腔内で頻繁に起こると、病気の原因になることもあるのです。

口腔内には大事な器官がいろいろありますが、なかでも舌は、味覚、咀嚼、発声、嚥下という機能・動作をするうえで欠かせません。普段はあまり気にもならない部位かもしれませんが、実は多くの動作をするために必要な機能をもっています。

舌などに口内炎などができると、ピリッとくる痛みが走ります。また、咀嚼や嚥下のときも痛みのために働きが弱まってしまいます。このように口腔は、人間が生存するための呼吸や食物の摂取をするために重要な器官が詰まっているのです。

こうした口腔内にできるがんには、舌にできる舌がん、歯茎にできる歯肉がん、口腔底にできる口腔底がん、硬口蓋にできる硬口蓋がんなどいろいろあります。これらを総称して「口腔がん」といいます。

口腔がんの約半数は、舌がんといわれます。口腔がんの発症率は全体のがんの1〜3％です。

●サイバーナイフは手術切除に代わる治療法

口腔がんの初期症状は、口内炎のような潰瘍の痛みに似ていることもあり、しこりがあるような固い触感であることもしばしばです。がんの状態や大きさ、浸潤の範囲、周辺の骨や神経や唾液腺などとの関係にもよりますが、口腔がんの治療は手術により摘出するのが一般的です。手術はがん周辺の安全域を含む切除が必要です。

ただ、口腔や顔面の組織を広い範囲で切除することは患者さんにとっては負担が大きく、手術摘出後に会話や呼吸、食事や嚥下に支障が出てきたりします。これらは治療後の日常生活に支障を来すことから、手術以外の選択肢を求める患者さんも少なくありません。できるだけ機能を残すように治療を検討することも、大切な治療法の選択の尺度です。

そこで、手術をどうしても受け入れられない人や、受けたくない人、高齢などの理由で手術が適応できない場合に、サイバーナイフの治療は選択肢の一つになり得ます。

サイバーナイフでは、舌がんの治療例もあります。治療は、治療用のベッドに臥床していれば大丈夫です。麻酔を使う必要もなく放射線治療自体は痛みも熱さもありません。口腔がんでは治療後、しばらくして口内炎などが起こることがあり経過観察が必要です。

第5章 ▶ 口のがんを治療する　077

口のがん

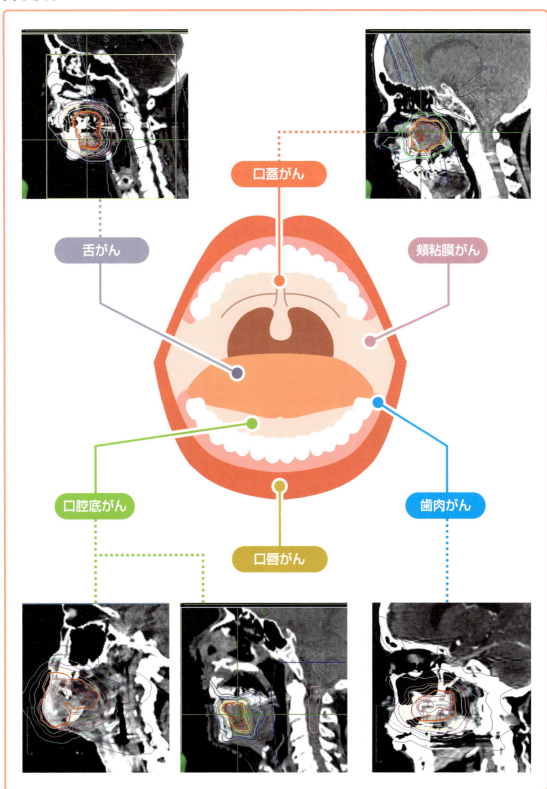

3 口のがんの治療例

1 腺様嚢胞がん（口蓋）　　　　50代女性

[症状] 4年前の年末、歯科治療で近くの歯科医院を訪れたところ、右上の口蓋に瘻孔があると診断されました。その後、抜歯したものの瘻孔は改善せず、大学病院の歯科口腔外科を受診するように勧められました。大学病院で腫瘍の組織診断を行ったところ、腺様嚢胞がんと診断されました。手術による治療が検討されましたが、腫瘍が極めて大きいことから、放射線治療を行い、腫瘍が縮小してから手術を考えることにしました。

[治療経過] 当院へ来院後に診察したところ、上口蓋に大きな瘻孔がみられました。治療用CT（図1）を撮り、紹介先の大学病院からのPETCT（図3）を参照し、CT治療計画図（図5）を作成しました。治療は7日間7分割で実施しました。

[治療後] 治療から5ヵ月後のPETCT（図4）および10ヵ月後のCT（図2）をみると、腫瘍の縮小消退が確認できました。治療から3年以上が経過していますが、良好な経過をみせています。引き続き大学病院と連絡をとりながら継続観察を続けています。

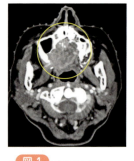

図1
治療前CT。口蓋を腫瘍が占めている

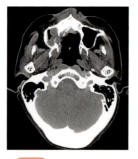

図2
治療から10ヵ月後のCT。治療前の腫瘍は縮小退縮を示した

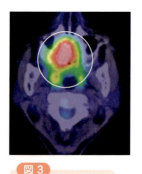

図3
治療前のPETCT。口蓋を腫瘍が占拠している

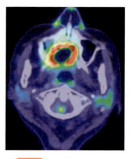

図4
治療から5ヵ月後のPETCT。口蓋の腫瘍は縮小退縮を示した

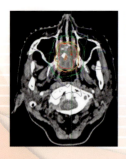

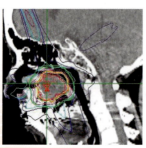

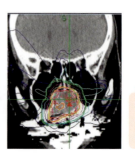

図5
CT治療計画図。赤い線で囲まれている部分が口蓋の腫瘍を示す

第5章 ▶ 口のがんを治療する 079

2 甲状腺乳頭がんの口蓋転移　　70代女性

[症状] 8年前に左の頸部腫瘤が分かり、近くの医院を受診したところ、甲状腺乳頭がんと診断されました。大学病院を紹介され、その後、甲状腺切除や頸部郭清の手術を受けましたが、翌年に再発したことから頸部郭清手術が追加されました。さらに5年前に再発し、放射線治療が追加されました。4年前には頸部ではなく硬口蓋が腫れてきたのでこの部分の再発・転移について放射線治療を受けました。しかし2年前に再度、硬口蓋が膨隆しました。

[治療経過] 当院に来院されたときも、繰り返し口腔内の出血があり、耳鼻科で診察後、PETCT（図1）とMR（図3）による検査を行い、CT治療計画図（図4）を作成しました。サイバーナイフの治療は、8日間8分割で実施しました。

[治療後] 口内炎がみられましたが、次第に回復し、口腔の出血も治まってきました。その後は良好な回復経過を辿り、治療から8ヵ月後のPETCT（図2）では、腫瘍は縮小傾向が確認できました。その後も経過観察が続けられています。

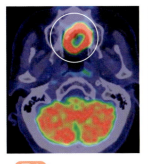
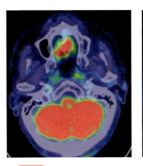

図1　治療前のPETCT。硬口蓋に腫瘍が充満しているのがみえる

図2　治療から8ヵ月後のPETCT。腫瘍は縮小消退傾向を示した

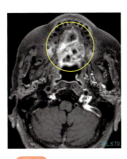
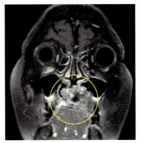
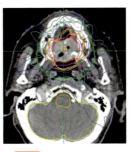
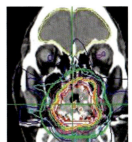

図3　治療前のMR。硬口蓋に充満する腫瘍がみられる

図4　CT治療計画図。赤い線で囲まれた部分が腫瘍を示す

3 口腔底がん　　　70代男性

[症状] 4年前の夏に口の底に違和感と疼痛を覚えました。それから2ヵ月が経過し、症状が悪化したことから近くの歯科医院を受診したところ、総合病院の歯科口腔外科を紹介されました。総合病院の細胞診を受けた結果、悪性腫瘍細胞と分かったことから、大学病院での治療を勧められました。大学病院の腫瘍組織の生検により、扁平上皮がんと診断され、腫瘍摘出手術が予定されました。手術前の説明と話し合いをしたところ、侵襲の大きい手術治療になることから、QOLが大きく低下することは避けたいという本人の意思もあり、放射線治療を希望されました。

[治療経過] 当院へ来院後、PETCT（図1）を撮り、CTによる治療計画図（図3、4）を作成しました。治療は、口腔底がんは7日間7分割で、頸部リンパ節転移は1日間1回で実施しました。

[治療後] 1年6ヵ月後のPETCT（図2）では、腫瘍と頸部リンパ節転移は縮小傾向を示していることが確認されました。3年後の現在も経過観察が続けられています。

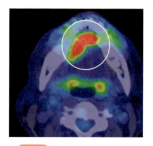
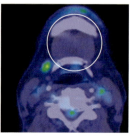

図1 治療前のPETCT。口腔底がんと頸部リンパ節転移がみられる

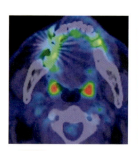
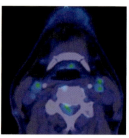

図2 治療から1年6ヵ月後のPETCT。口腔底がんとリンパ節転移はほぼ縮小消退した

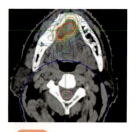
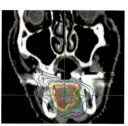

図3 CT治療計画図。赤い線で囲まれた部分が口腔底がんの腫瘍を示す

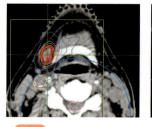
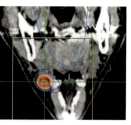

図4 CT治療計画図。赤い線で囲まれた部分が頸部リンパ節転移を示す

4 舌がんと下顎リンパ節転移　　60代女性

[症状] 話しにくいとか、食べにくいということはありましたが、しばらくの間は痛みもなく、口内炎だろうと思っていました。念のため、以前に総合病院の婦人科にかかったことがあるので、同病院の口腔外科を受診しました。診察の結果、舌がんで顎のリンパ節に転移しているといわれました。治療としては右半分の舌を切除して、広く頸部リンパ節を郭清除去する必要があることが示されました。

[治療経過] 当院の耳鼻科の診察（図1）によると、舌右側に腫瘍が認められ、顎のリンパ節への転移が分かりました。十分に治療の方向性を話し合い、手術に代わりサイバーナイフ治療を実施することになりました。PETCT（図4）を撮り、舌がんとリンパ節転移それぞれについてCT治療計画図（図3）を作成し、舌がんを8日間8分割、リンパ節転移を3日間3分割で治療を実施しました。

[治療後] 2年後のPETCT（図5）では腫瘍リンパ節転移はほぼ縮小退縮しているのを確認しました。治療から4年後の現在も舌がんは縮小退縮を示しています（図2）。

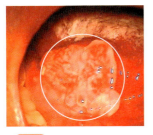

図1 診察所見。舌の右側に腫瘍がみえる

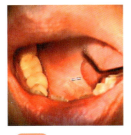

図2 治療から4年後の診察時。腫瘍は縮小退縮をみせている

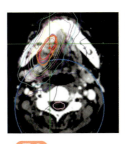

図3 舌がんのCT治療計画図。赤い線で囲まれている部分が舌がんを示す

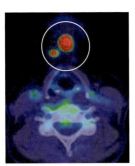

図4 治療前のPETCT。舌がんとリンパ節転移がみられる

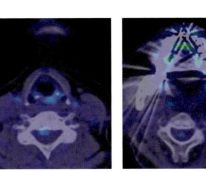

図5 治療から2年後のPETCT。舌がんとリンパ節転移はほぼ縮小退縮をみせた

5 顎下腺がん　　60代男性

[症状] 1年前頃より右顎の下の腫れを自覚していましたが、ここ2ヵ月くらいの間に腫れが大きくなったと感じたことから、耳鼻咽喉科の外来を受診しました。痛みや発赤はなく、咽頭や気道にも問題はありませんでした。MRによる画像診断で顎下腺腫瘍が疑われ、早速、組織の生検が実施されました。その結果、粘膜表皮がんであることが分かり、治療について手術の説明がなされましたが、がん専門施設への相談を希望され、その後、サイバーナイフの治療を受けることになりました。

[治療経過] PETCT（図1）を撮り、CT治療計画図（図3、4）を作成しました。治療は自宅からの通院で、顎下腺がんは10日間10分割で、頸部リンパ節転移は7日間7分割でそれぞれ実施しました。

[治療後] 化学療法が追加実施され、経過観察していましたが、治療6ヵ月後のPETCTでは、腫瘍とリンパ節転移は縮小消退傾向をみせていることが確認されました（図2）。この後も経過観察が続けられています。

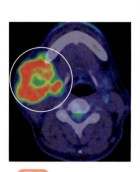
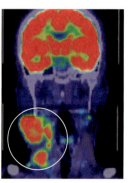
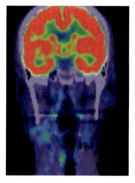

図1 治療前のPETCT。大きな右顎下腺がんと頸部リンパ節転移がみられる

図2 治療から6ヵ月後のPETCT。顎下腺がんと頸部リンパ節転移は縮小消退をみせた

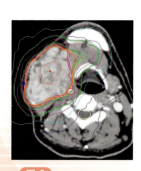
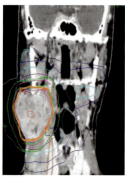
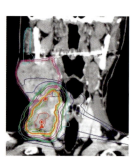

図3 CT治療計画図。赤い線で囲まれている部分が顎下腺がんを示す

図4 CT治療計画図。赤い線で囲まれている部分が頸部リンパ節転移を示す

第5章 ▶ 口のがんを治療する　083

6 口腔底がん　　　　60代男性

[症状] 6ヵ月前より歯肉の腫れなど、口腔内に違和感がありました。5ヵ月前に下顎歯の自然脱落があったものの疼痛がないため放置していました。その後、慢性腎不全で透析治療をしていた内科病院の紹介で大学病院の口腔外科を受診しました。診察では、左右両側に及ぶ歯肉、口底部に大きな腫瘍がみられ、表面はごつごつとして真ん中に潰瘍ができていました。生検で扁平上皮がんと診断され大学病院から手術治療を示されましたが、全摘出が極めて困難なことや、手術後の機能障害が大きいことが予想されました。

[治療経過] 当院においてPETCT（図1）による検査ののち、CT治療計画図（図4）を作成しました。腫瘍体積は約100ccと大変大きく、治療は慎重に12日間12分割で実施しました（図3）。

[治療後] 大学病院で経過観察が続けられ、化学療法は控えられました。1年2ヵ月後、当院へ再来しPETCT（図2）で追跡評価したところ、治療後の局所に腫瘍の残存が考えられるPETCT所見があったことから、診察を入念に行ったところ、この所見は下顎骨の局所の壊死、炎症所見を反映しているものでがんは縮小消退していることが分かりました。

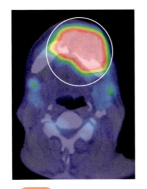

図1 治療前のPETCT。大きな左右の拡がる口腔底がんがみられる

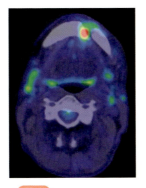

図2 治療から1年2ヵ月後のPETCT。大きな口腔底がんは縮小消退をみせた

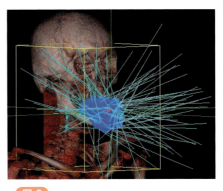

図3 サイバーナイフの治療計画図。細いペンシルビームの放射線がいろいろな方向から腫瘍に照射されるイメージを示す

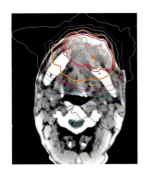

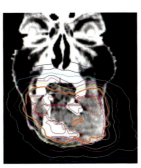

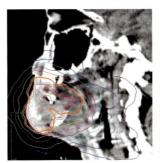

図4 CT治療計画図。赤い線で囲まれている部分が腫瘍を示す

7 下顎歯肉がん　50代男性

[症状] 5ヵ月前頃より右側の頬部に突くような違和感があったことから、近くの歯科医院に通院していました。ところが2ヵ月前から急速に同部が腫れてきたことから、総合病院の口腔外科を紹介されて受診しました。そこでCTなどの検査や生検を受けた結果、扁平上皮がんと診断されたことから、大学病院（口腔外科）に転院しました。下顎骨に骨折線があり、咬筋や胸鎖乳突筋に浸潤し、頭側は側頭骨下端に及ぶ拡がりをみせていました。腫瘍は巨大で手術による治療は極めて困難と判断されました。

[治療経過] 当院においてPETCT（図1）を撮影し、CT治療計画図（図3）などの作成をしました。治療は10日間10分割で実施しました（図4）。腫瘍の体積は巨大で200ccを超えていました。

[治療後] 再度、大学病院へ戻り経過観察を続けました。治療後6ヵ月で局所の診察とPETCT（図2）でみてみると、がん細胞は縮小消退しており、治療部の下顎の腐骨と骨髄炎と思われる像がみられました。口腔外科にてさらに経過観察が続けられています。

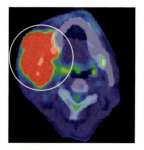
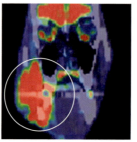

図1　治療前のPETCT。右下顎骨を巻き込む大きな歯肉がんがみられる

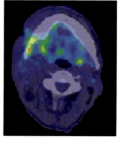
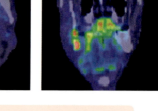

図2　治療後のPETCT。治療前にみられた大きな腫瘍は縮小消退して、下顎骨の腐骨欠損と骨髄炎による影響を示唆する像がみられる

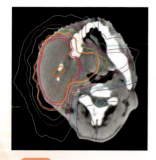
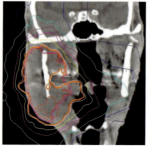

図3　CT治療計画図。赤い線で囲まれている部分が腫瘍を示す

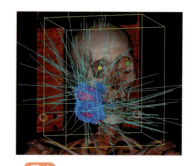

図4　サイバーナイフの治療計画図。いくつもの方向から細い放射線が下顎の大きな腫瘍に対して照射されることを示す

8 上顎歯肉がん　　60代女性

[症状] 前年の2月、近くの歯科医院で上顎の右側の歯を2本抜歯したところ、うまく治癒しないことから、同年5月に総合病院の歯科口腔外科を受診しました。生検をしたところ、扁平上皮がんと診断されたことから、大学病院を紹介され受診することにしました。大学病院では上顎右側臼歯部歯肉に3.5×1.5cmの大きさの、痛みを伴わず出血のない扁平上皮がんを確認しました。

[治療経過] 当院にてPETCT（図1）を撮影し、CT治療計画図（図3）を作成しました。サイバーナイフ治療は、6日間6分割によって行いました（図4）。腫瘍は約20ccの体積でした。

[治療後] 治療は1週間の入院の間に行いました。退院後、大学病院で月1回ほど追跡診察が行われましたが、6ヵ月後にPETCT（図2）でみたところ、がんの消退が確認されました。

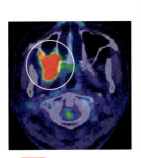
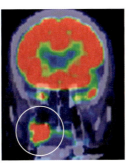

図1
治療前のPETCT。右上顎に歯肉がんがみられる

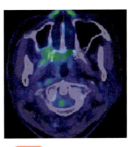

図2
治療から6ヵ月後のPETCT。治療部のがんは縮小消退した

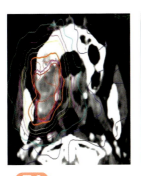
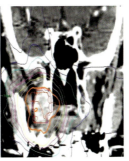

図3
CT治療計画図。赤い線で囲まれている部分が腫瘍を示す

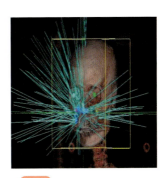

図4
サイバーナイフの治療計画図。いくつもの細い放射線がいろいろな方向から標的の腫瘍を目指して照射されるイメージを示す

5年8ヵ月の治療症例数と治療部位について（集計）

図1 部位別集計

2012.8.1～18.3.31

	症例数	総件数（分割照射数）		
		入院	外来	合計
脳・脊髄・脳神経	1,855	2,798	1,799	4,597
頭頸部	384	1,577	1,111	2,688
肺・気管・縦隔	817	1,730	3,051	4,781
乳房	58	130	220	350
肝・胆・膵	248	684	1,080	1,764
消化器系	42	233	196	429
婦人科系	40	108	200	308
泌尿器系	74	221	456	677
造血器・リンパ系	1,584	2,988	4,213	7,201
皮膚・骨・軟部組織	1,938	3,519	3,077	6,596
その他	160	412	565	977
合計	7,200	14,400	15,968	30,368

図2 部位別症例数

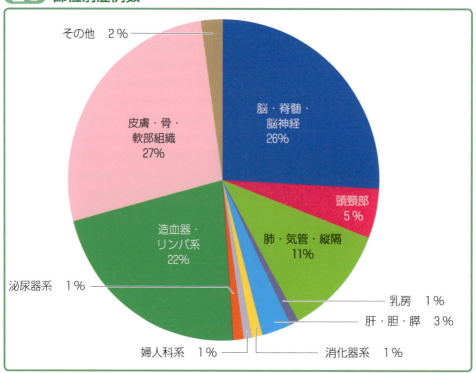

資料：新百合ケ丘総合病院放射線治療科サイバーナイフ診療部

第6章
眼のがんを治療する

眼の構造

●全体の80％の情報は眼を通して集めている

　今回、眼の症例についても本書で紹介しています。本来「頭頸部」に該当する部位は、鼻（鼻腔、副鼻腔）、口（口腔）、喉（咽頭、喉頭、甲状腺）、唾液腺、頸部食道までとなっており、脳や眼、頸椎部は頭頸部に含まないのが一般的です。

　ただ、本書では、頭部の一部であること、サイバーナイフにより眼の治療も手がけていることなどを勘案し、頭頸部に含めて紹介しています。

　さて、眼の構造は右のイラストのとおり、眼球と眼付属器（眼瞼、結膜、眼窩、涙腺）などに分けられます。

　眼の機能で最も特徴的なのは、いろいろなモノをみることができることにあります。実は、眼という機能はとても優れていて、眼によって外界から得られる情報は、全体の８割とまでいわれます。つまり我々は、80％もの情報を、眼を通して収集し、認識しているというわけです。これだけでも、いかに眼という機能が重要かが分かります。

　眼球の大きさは、奥行き約24mm、重量約７ｇといった、とても小さな感覚器です。顔のほぼ中心部に位置し、左右２ヵ所にあります。構造は、ガラス玉のように透き通った水晶体が前方部にあり、さらにその奥にジェル状の硝子体があります。その周りを外側から順に、強膜、脈絡膜、網膜などが覆っています。

●眼の構造は細かい器官が多い

　さて、光や外の風景が、どのようにして眼に入り、脳で認識できるのか、順を追ってみていきます。まず、光は眼球の最も外側にある角膜を通ります。光の量が多い、あるいは少ないと判断されたときは、虹彩が光の量を調整します。そして、眼の中心にある瞳孔が開いたり、閉じたりします。余談ですが、テレビ番組などで倒れた人の両目にライトをあてるシーンをみた人もいるでしょうが、これは光をあてると瞳孔が閉じる働きがあることから、瞳孔が開いたままか、あるいは閉じているのかを確認するのです。

　その後、光は水晶体を通過し、さらに硝子体を通ると、その奥にある網膜にぶつかり、そこで映像としてとらえます。網膜に映り込んだ被写体は、元とはさかさまの状態です。その後、映り込んだ画像は視神経へと伝わり、脳に伝達されます。

　眼は常に外気にさらされることから、乾燥するリスクもあります。また、ごみやチリなど、異物が眼の中に入ることもまれにあります。こうした異物が眼の中に混入しないために、睫毛があって侵入を防いでくれています。また、眼球が乾燥しないように、水分が眼球の表面に流れるように涙腺という器官が備わっているのです。

　眼はとても小さな器官ですが、さらにいくつもの小さな器官がそれぞれ機能を有し、外の様子を情報として収集し、分析してくれる働きを手助けしてくれているのです。

眼の構造

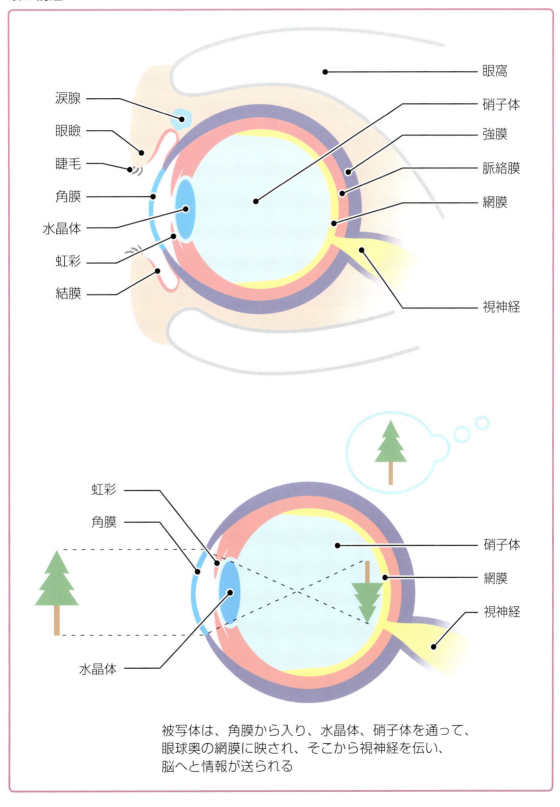

② 眼のがんとサイバーナイフ治療

●眼にも様々ながんができる

眼はとても大事な器官ですが、まれにがんに罹患することがあります。「眼にもできるの？」と思われるでしょうが、後半の症例をみて分かるように、眼のがんもあります。

眼のがんには、小児に多い網膜芽細胞腫、脈絡膜にできる脈絡膜悪性黒色腫、瞼にできる眼瞼腫瘍、涙腺にできる涙腺がん、眼の奥にできる眼窩腫瘍（眼窩内悪性リンパ腫）など、他のがんに比べて症例自体は少ないものの、いろいろな部位にできます。

眼のがんには、網膜芽細胞腫や脈絡膜悪性黒色腫、眼窩腫瘍のように、眼球内に生じるがんと、眼の周辺（瞼、涙腺など）にできるがんがあります。がんができる部位によって、症状や兆候がそれぞれ異なります。

たとえば、眼球内の場合は自覚症状として、物がぼやけてみえたり、視界が欠けたりすることがあります。物が二重にみえて焦点が合わないと、近視や加齢によるものと勘違いすることがありますが、それが長く続いたり、あるいは痛みといった別の症状が併発したりすると要注意です。

また、眼球の奥に腫瘍ができると、腫瘍が大きくなるにつれて眼球自体を圧迫し、視力が低下したり、物がみえにくくなったりします。さらに、肥大する腫瘍が眼球に直接影響を与え、眼球自体が飛び出し、顔相が変わってしまうこともあります。

視界が欠けるとは、普通に視界が開けていたのが、半分が暗くみえるとか、右上方だけが欠けてみえるといった場合です。

先述したように、眼は外界から８割以上の情報を得ています。つまり、私たちの生活において、大半の情報は眼から取得しているということがいえます。眼のがんは希少とはいえ、放置しておくと命にもかかわることから、眼にがんを発症すると、適切な処置が必要です。たとえば、眼球の中にがんができる脈絡膜悪性黒色腫の場合、腫瘍の大きさにもよりますが、外科的手術を行った場合、眼球を取り出し、義眼を施すという処置が一般的です。

もちろん、視力や眼の機能を温存する処置ができればいいですが、手術を選択すると前記のような流れになります。

●サイバーナイフで機能を温存

そこで、できるだけ眼の機能を残したり、視力を最小限にとどめたいという患者さんの要望が強い場合、サイバーナイフなどの定位放射線治療を考慮することもあります。

眼のがんに対するサイバーナイフ治療では、他の部位と同様に、患者さんに仰臥してもらい、サイバーナイフの治療装置が治療計画図に従って患部に向かって放射線を照射します。治療は１回あたり30分程度で、痛みや苦痛を伴うことはありません。

眼のがんの場合、眼球の水晶体や硝子体など、直接放射線があたると視力障害などに関係してくるおそれがありますので、できるだけ眼球自体に影響がないよう、あらゆる角度から適切に放射線を照射し、がん細胞を消退させることに努めています。

第6章 ▶ 眼のがんを治療する

眼のがん

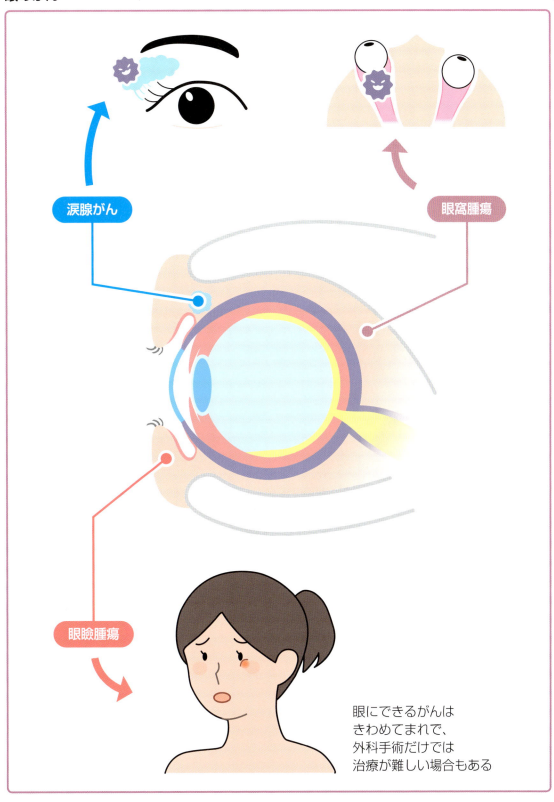

眼にできるがんはきわめてまれで、外科手術だけでは治療が難しい場合もある

3 眼のがんの治療例

1 眼窩内悪性リンパ腫　　90代女性

[症状] 来院される約1ヵ月前頃よりお孫さんが目の異常を指摘しており、次第に左瞼が下がり、左眼が突出してきました。軽い眼痛も感じるようになり、視力も低下してきたため家人とともに脳神経外科を受診しました。そこで眼窩の腫瘍を疑われ、MR検査を実施したところ、眼窩内を占拠する腫瘍が確認されました。さらに、PETCT（図1）、眼窩内腫瘍の局所麻酔での生検を行い、悪性リンパ腫（バーキット型）と診断が確定しました。

[治療経過] CT画像を撮り、治療計画図（図3）を作成したのち、治療は5日間5分割で実施しました。

[治療後] 退院から1ヵ月後の外来では、左眼球突出と左瞼の下垂はほぼ改善し、視力が0.3まで改善しました。4ヵ月後のPETCT（図2）で腫瘍の消退は確認され、1年後のMR検査（図4）でも眼窩内の腫瘍はみられませんでした。

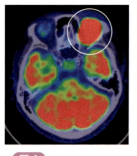
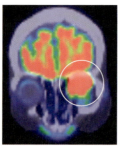

図1
治療前のPETCT。左眼窩を占拠する腫瘍を認める

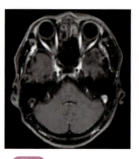
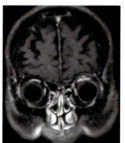

図2
治療から4ヵ月後のPETCT。眼窩の腫瘍は消退を示した

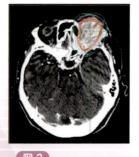
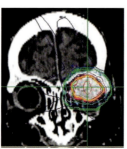

図3
CT治療計画図。赤い線で囲まれているのが腫瘍を示す

図4
治療から1年後のMR。左眼窩腫瘍は消退を示した

2 鼻腔、篩骨洞より眼窩内へ進展する悪性リンパ腫（T-cellリンパ腫）……70代女性

［症状］年末に左鼻腔内に腫瘤があることに気づき、年明けに、近くの総合病院の耳鼻咽喉科を受診しました。診察で左鼻腔を占拠する腫瘍病変がみられ、CTで鼻腔、篩骨洞、眼窩への進展が確認されました。

［治療経過］当院の耳鼻咽喉科で組織の生検を行ったところ、T細胞リンパ腫と診断されました。そこでサイバーナイフの治療を勧められました。まずPETCT（図1）を撮り、CT治療計画図（図2）を作成しました。治療は、鼻腔、篩骨洞より眼窩へと広く進展している腫瘍のすべてを対象とはせず、まず眼窩内へ進展した部位だけを先行して、7日間7分割で実施しました（図3）。

［治療後］1ヵ月後のCTでは、眼窩内腫瘍の大部分が縮小消退傾向をみせていることが確認されました（図4）。視機能は温存され、左の眼球偏位と突出も改善しました。この後も耳鼻科など関連各科と経過観察を続ける予定です。

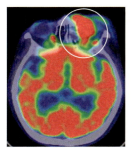
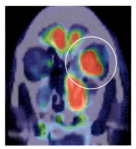

図1 治療前のPETCT。鼻腔、篩骨洞より眼窩内へ進展した腫瘍がみられる

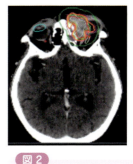
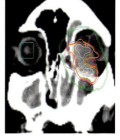

図2 CT治療計画図。赤い線で囲まれた部分が眼窩内の腫瘍を示す

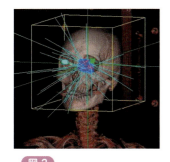

図3 サイバーナイフの治療計画図。右眼窩に存在する腫瘍を目指して細い放射線が周辺のいろいろな角度より集中して照射される様子を示す

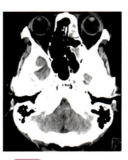
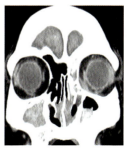

図4 治療から1ヵ月後のCT。眼窩内腫瘍は速やかに縮小消退傾向をみせている

3 脈絡膜悪性黒色腫　50代女性

[症状] 6年前の年末、左眼球の耳側にときどき光がみえるようになり、近くの眼科を受診したところ、大学病院への受診を勧められました。年明けに大学病院を受診したところ、左眼耳側に約10mmの脈絡膜腫瘍があり、眼窩原発の悪性黒色腫か、あるいは、眼窩外原発の転移性腫瘍が疑われました。CT、MR、PETCTを行い、眼窩以外に原発巣や転移巣がみられないことから、悪性黒色腫が考えられるとの説明があり、左眼球摘出手術が予定されました。その後、眼球を摘出しない治療を求めて当院へ来院されました。

[治療経過] 大学病院と連絡をとりつつ、PETCT（図1）、CT（図3）、MRの画像をもとに治療計画図（図5）を作成後、3日間3分割によるサイバーナイフ治療を実施しました。

[治療後] 8ヵ月後の追跡PETCTでは、同じ左眼窩部位にさらに腫瘍の残存が疑われたので再度、治療計画図を作成し、2日間2分割で追加再治療を行いました。その後は次第に網膜剥離を来し、視野が狭くなり、光は認識するが左眼視力はほぼ測定不能になりました。2年半後のPETCT（図2）、CT（図4）では、腫瘍が消退したことが確認できました。現在、最初の治療から5年を経過し、全身への転移もみられず経過観察が継続されています。

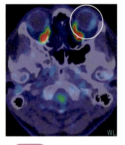

図1
治療前のPETCT。左眼窩耳側に腫瘍が存在する

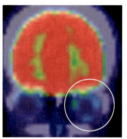

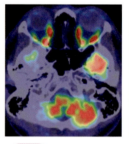

図2
治療から2年半後のPETCT。眼窩内腫瘍は消退し全身の転移もみられない

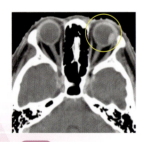

図3
治療前のCT

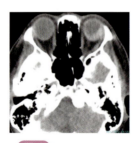

図4
治療から2年半後のCT。網膜はく離がみられるが腫瘍はみられない

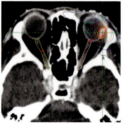

図5
最初のCT治療計画図

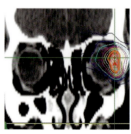

4 上顎がんの眼窩内進展　　60代男性

[症状] 前年の9月頃より右眼瞼の腫れを自覚して、大学病院の頭頸部外科を受診しました。診察の結果、上顎洞より腫瘍の生検を実施し、扁平上皮がんと診断されました。10月にPETCTを撮り、手術と抗がん剤の化学療法を提案されましたが、本人と家人が受け入れませんでした。その後、11月には腫瘍が増大し、疼痛や口腔内への腫瘍の突出がみられるようになりました。このとき、陽子線治療の希望があり受診しましたが、腫瘍の増大が早く自壊、排膿を伴い、適応がないと判断されました。12月に緩和目的の放射線治療を希望して大学病院と相談しましたが、困難と告げられました。

[治療経過] 当院に来院され、耳鼻科医と打ち合わせてPETCT（図1）を撮り、CT治療計画図（図3）を作成しました。サイバーナイフによる治療は12月中旬より、12日間12分割で実施しました（図2）。治療開始時点で眼瞼や結膜の腫脹もあり視力は失われましたが、視神経など視機能に関係する部分には充分に配慮して治療計画図を作成しました。

[治療後] 治療から2ヵ月の時点で、腫瘍や眼瞼や結膜の腫脹が消退したものの視機能は温存できていないことが確認されました（図4）。その後も化学療法は継続して行い、右視機能以外は不自由なく、本人は日常生活を過ごしています。

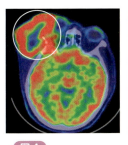

図1
治療前（12月）のPETCT。さらに増大し眼窩内で大きく進展した上顎がんがみられる

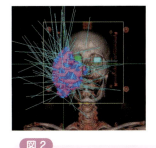

図2
サイバーナイフの治療計画図。左眼窩内進展をみせた上顎腫瘍を目指して細い放射線が周辺のいろいろな角度より集中して照射される様子を示す

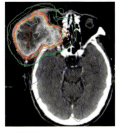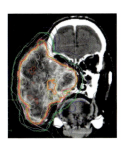

図3
CT治療計画図

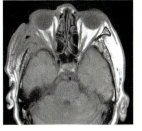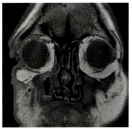

図4
治療から2ヵ月後のMR。腫瘍は縮小消退傾向を示し右眼窩内構造も保たれているが、視機能は温存できなかった

5 眼窩内腫瘍（リンパ腫） 40代女性

[症状] 2年前の9月より左視力が低下、12月より左眼球が突出してきたことから近くの医院（眼科）を受診したところ、眼窩内腫瘍を疑われ、すぐに大学病院を受診するように勧められました。同12月に大学病院（眼科）を受診し、CTやMRで撮影したところ、左眼窩内に眼球を圧迫する腫瘍があること、左眼窩内の眼球や視神経を圧迫する腫瘍でリンパ腫が考えられると示されました。生検には困難な場所のため、画像でしばらく経過をみることになりました。ガリウムシンチグラム（図1）の検査を追加したところで、セカンドオピニオンで当院へ来院されました。

[治療経過] 眼窩内に発生したリンパ腫を考え、症候も少しづつ進行することも考慮し、CTやMRの治療計画図（図2）を作成して、5日間5分割による治療を実施しました。

[治療後] 眼球突出や視力低下も次第に改善し、治療から1年後のPETCT（図3）でも眼窩内腫瘍はみられず、全身にも異常はみられませんでした。今後も、経過観察を続ける予定です。

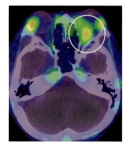
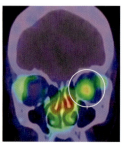
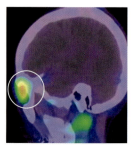

図1
治療前のガリウムシンチグラム。左眼窩内腫瘍にガリウムの集積がみられリンパ腫が疑われた

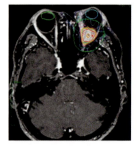
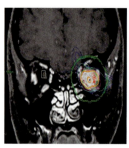
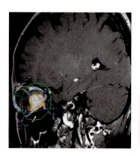

図2
MRの治療計画図。赤い線で囲まれている部分が眼窩内腫瘍を示す

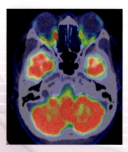
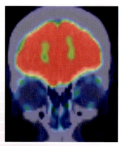

図3
治療から1年後のPETCT。右眼窩内の腫瘍は縮小消退を示した

6 上顎洞がんの眼窩内進展（粘表皮がん） 80代男性

[症状] 2年前の9月、次第に右眼球が前方へ飛び出してきていることに気づき、家人と本人が近くの大学病院（眼科外来）を受診しました。眼科では眼窩より鼻涙管にかけての炎症ではないかと考え、点眼薬による治療を始めたものの改善しないため、同耳鼻科での診察を勧められました。耳鼻科では鼻粘膜より生検した結果、粘表皮がんの診断となりました。しかし、耳鼻科と眼科の双方の領域に病変が及んでいるためか治療方針が決まらず、都内の大学病院も受診しました。

[治療経過] 当院へ来院され、PETCT（図1）を撮り、当院の耳鼻科の診察も実施して鼻腔、副鼻腔の粘表皮がんの眼窩内への進展と診断が確定したことから、CT治療計画図（図3）を作成し、8日間8分割による治療を実施しました（図4）。

[治療後] 腫瘍の縮小消退と眼球突出の改善がみられましたが（図2）、1年後の追跡PETCTでは、前回治療部の下方の右上顎洞壁に沿って局所の再発が確認されたので、この腫瘍についてサイバーナイフの追加治療を実施しました。その後は良好な経過を辿っています。

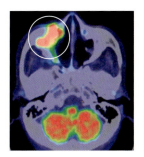
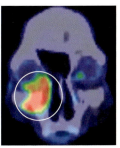

図1
治療前のPETCT。右上顎洞より右眼窩に及ぶ腫瘍がみられる

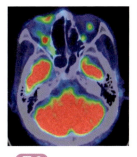
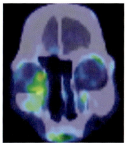

図2
治療から1年後のPETCT。右上顎洞より右眼窩の腫瘍は縮小消退を示した

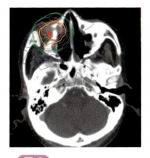
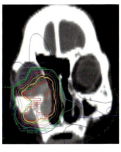

図3
CT治療計画図。赤い線で囲まれた部分が腫瘍を示す

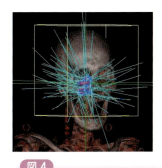

図4
サイバーナイフの治療計画図。右上顎洞から右眼窩に及ぶ病変部を目指して細い放射線が周辺のいろいろな角度より集中して照射される様子を示す

7 乳がんの眼底脈絡膜転移　　60代女性

[症状] 5年前に総合病院の乳腺外科で、女性ホルモン（エストロゲン、プロゲステロン）に反応する乳がんと診断され、約1年間の化学療法の実施後、乳房切除と腋窩郭清の手術を受けました。一方、手術の時期と前後して、数ヵ月前より左視力低下が著しく、眼科の検査では左眼底の脈絡膜への乳がん転移と診断されました。

[治療経過] 当院に来院され、眼科の診察を受けたのち、CT（図1）MR（図3）を撮り、治療計画図（図5）を作成して、5日間5分割による治療を実施しました。

[治療後] 乳がんの治療と経過観察が続けられていますが、治療から10ヵ月後のCT（図2）とMR（図4）で脈絡膜の転移性腫瘍は縮小消退が確認されました。その後、治療から3年6ヵ月が経過する現在まで、左視力の回復は残念ながらみられず、明るいとか暗いといった光覚を認識するだけの状態で推移しています。

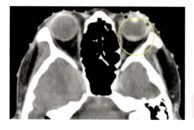

図1 治療前のCT

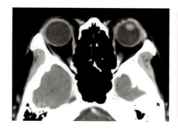

図2 治療から10ヵ月後のCT。治療前のCTでみられた左眼底の脈絡膜転移は、縮小消退を示している

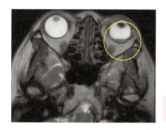

図3 治療前のMR

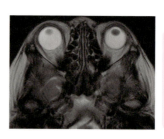

図4 治療から10ヵ月後のMR。治療前のMRでみられた左眼底の脈絡膜転移は、縮小消退を示している

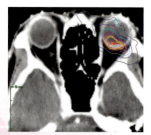
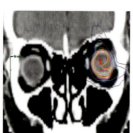
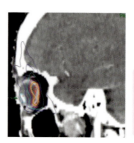

図5 CT治療計画図。赤い線で囲まれている部位が乳がんの眼底、脈絡膜転移を示す

8 悪性黒色腫（篩骨洞より眼窩内進展） 60代女性

[症状] 10月中旬頃に右眼の内側にしこりがあることに気づきました。緑内障で通院中だった都内病院の眼科を受診し、CT、MRの画像検査を受けたところ、副鼻腔から右眼窩内にかけて腫瘍がみられることが判明しました。そこで、同院の耳鼻科で診察したところ、がん専門施設の頭頸部外科を紹介され、2つのがん専門施設を受診しました。いずれの施設でも診断は副鼻腔の篩骨洞より発生した悪性黒色腫で、眼窩内へ進展しており、眼球を含めたがん摘出手術と追加の放射線治療と化学療法の実施を勧められました。さらに、この治療を受けても余命は長くはないとも伝えられました。そこでもう一つのがん治療施設の著名な頭頸部外科医を受診したところサイバーナイフの治療を勧められました。

[治療経過] 11月に当院へ来院され、治療のためのCT、MR画像検査（図1）を済ませて、治療計画図（図4）を作成しました。治療は3日間3分割で実施しました（図3）。腫瘍体積は約13ccでした。

[治療後] 治療から3ヵ月後のMR（図2）では、腫瘍はほぼ縮小消退を示したとの連絡をいただきました。

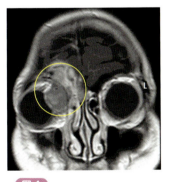

図1
治療前のMR。右篩骨洞より右眼窩への進展を示す腫瘍がみられる

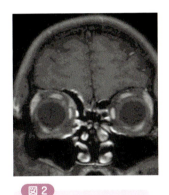

図2
治療から3ヵ月後のMR。治療前の右篩骨洞より右眼窩への進展を示す腫瘍は縮小消退している

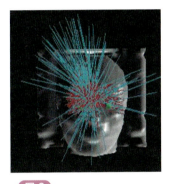

図3
サイバーナイフの治療計画図。右篩骨洞より右眼窩に存在する腫瘍を目指して細い放射線が周辺のいろいろな角度より集中して照射される様子を示す

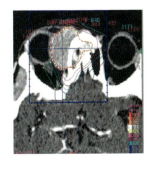
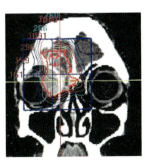
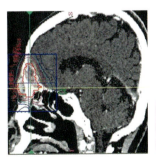

図4
CT治療計画図。赤い線で囲まれている部分が腫瘍を示す

9 左眼窩内リンパ腫（MALTリンパ腫） 60代男性

[症状] 以前より呼吸器内科や耳鼻咽喉科でアレルギー性の症状について治療を受けていました。13年前より両眼瞼の腫脹が始まり、頸部のリンパ節腫大などを伴いました。近くの医院（眼科）を受診後、紹介された大学病院（眼科）の血液内科を受診し、薬物の治療を続けました。9年前に両眼の腫瘍を手術で摘出してMALTリンパ腫と診断されました。化学療法の後、もう一つの大学病院（放射線科）を紹介され放射線治療も実施しました。しかし、眼窩の腫脹や結膜浮腫は改善せず、これ以上は治療法がないと告げられました。

[治療経過] 8年前、治療の相談のため来院され、治療前のCT、MR（図1）の画像検査を済ませて、治療計画図（図3）を作成後、外来通院5日間5分割のサイバーナイフの治療を実施しました（図4）。

[治療後] この治療による副作用はみられず、眼窩の突出、腫脹は2ヵ月ほどで消退しました。その後、年に1回、定期的な外来通院で観察していますが、2年後のMRでは、腫瘍の消退が確認できました（図2）。8年後の現在も、腫瘍は消退し再発していない状況です。

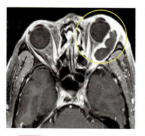
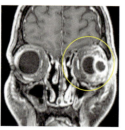

図1 治療前のMR。左眼窩内外側に腫瘍がみられる

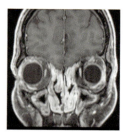

図2 治療から2年後のMR。左眼窩内にみられた腫瘍は消退した

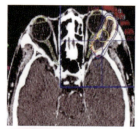
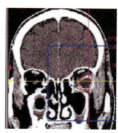
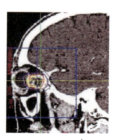

図3 CT治療計画図。赤い線で囲まれた部分が左眼窩内の腫瘍を示す

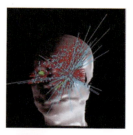

図4 サイバーナイフの治療計画図。左眼窩に存在する腫瘍を目指して細い放射線が周辺のいろいろな角度より集中して照射される様子を示す

著者あとがき

　今回は一般に、脳より下で鎖骨より上の〝頭頸部〟、〝head and neck〟と呼称されている部位にがんの首座が存在する病態について、サイバーナイフによる定位放射線治療を実施してきた経験を振り返りまとめてみました。本のタイトルは『耳・鼻・喉・口・眼のがん治療』と命名しましたが、特に耳、鼻、喉のがんでは、頭蓋底の脳神経を巻き込む例や、脳内にも進展している例、眼窩に及ぶ例などもあり、これら治療部位の形と機能を温存することが、その後の日常生活でいかに大事なことかは想像に難くないと思います。

　また口腔内の各種のがんも数多くの例を経験しましたが、同様にその形と機能を何とかそのまま温存できないか、という配慮は欠くべからざる治療判断の要素になります。これらは、従来は放射線治療ではあまり積極的に扱われない領域にもあたることから、この領域を治療するにあたっては、歯科口腔外科、耳鼻咽喉科、眼科、脳神経外科の各科医の絶大なるご協力、そしてご理解なくして遂行できるものではありませんでした。

　一方、これらの部位のがん治療においても、貫かれた定位放射線治療という手法の原則は従来とまったく変わることはなく、可能な限り正確に、周辺の温存するべき大事な正常組織を守りつつ、画像上で確認できるがん病変だけを丁寧に叩くことを実行することが求められます。そして、画像上で確認できないみえないものは予防的に叩かない、予防的な治療を配慮しないということを遂行することが必要不可欠でした。

　大学病院やがん専門病院を受診して、高齢やリスクが高いなどの理由から治療は適応されない、できない、あるいは本人がどうしても手術治療や化学療法を受け入れられないなど、治療法に悩んでいる方々に配慮しながら充分に検討し、何より関連した各科の医師たちのご協力をいただきながら、今回もまた、サイバーナイフの治療を実施している現場での実際を分かりやすく記載することに配慮いたしました。

　今回は〝コラム〟という欄を5つ設けました。いつもなら閑話休題的な要素を入れるのですが、本文では紹介しきれず、かつ、重要な症例と考えられるものを厳選し、コラム扱いといたしました。それぞれ、1. 耳下腺がんの治療、2. 蝶形骨洞がん・篩骨洞がんの治療、3. 中咽頭がんの治療、4. 多種多彩な頸部病変の治療、5. 甲状腺がんの治療、について実例を示しつつ記載いたしました。ぜひ、ご参照ください。

　本書が、頭頸部がんの治療に対するサイバーナイフの応用、そして適応に興味を

持たれた方々に、がん治療における一つの情報の入り口としてお役に立つことができれば幸いです。

　この場を借りて、今回も監修の労をいただきました渡邉一夫先生、堀智勝先生、そして変わらず共著の栄をいただきました福島孝徳先生に、改めて感謝申し上げます。また、新百合ケ丘総合病院での日常診療にて特段のご理解とご協力をいただいております耳鼻咽喉科の田路正夫先生に深く感謝の意を表します。

2018年3月
新百合ケ丘総合病院放射線治療科
サイバーナイフ治療部部長　宮﨑紳一郎

監修者プロフィール

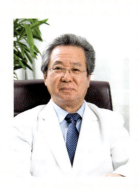

渡邉一夫
（わたなべ かずお）

1971年福島県立医科大学卒業。南東北病院脳神経外科病院院長、財団法人脳神経疾患研究所理事長、同南東北病院院長などを歴任し、現在、南東北グループ、一般財団法人脳神経疾患研究所付属総合南東北病院理事長・総長。

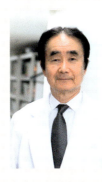

堀　智勝
（ほり ともかつ）

1968年東京大学医学部卒業。東京都立駒込病院脳神経外科医長、東京女子医科大学医学部脳神経外科教授を歴任。2012年新百合ケ丘総合病院名誉院長就任。2017年4月より同病院客員名誉院長、東京脳神経センター病院院長。

著者プロフィール

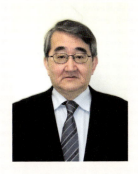

宮﨑紳一郎
（みやざき しんいちろう）

1978年順天堂大学医学部卒業。鍵穴手術を確立する時期の福島孝徳先生の三井記念病院で脳腫瘍、神経血管減圧術の治療にあたる。3人いる福島式顕微鏡手術免許皆伝の2人目。12年前より定位放射線治療に専従することを選択。2012年8月より新百合ケ丘総合病院放射線治療科サイバーナイフ診療部部長。

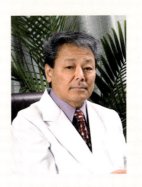

福島孝徳
（ふくしま たかのり）

1968年東京大学医学部卒業後、ドイツ・ベルリン自由大学（2年間）、米国メイヨー・クリニック（3年間）。その後、東京大学医学部附属病院脳神経外科助手、三井記念病院脳神経外科部長、南カルフォルニア大学医療センター脳神経外科教授、ペンシルバニア医科大学アルゲニー総合病院脳神経外科教授などを経て、現在はカロライナ頭蓋底手術センター所長、デューク大学脳神経外科教授。頭蓋底の鍵穴手術法を確立した第一人者。

からだにやさしい
耳・鼻・喉・口・眼のがん治療
サイバーナイフの治療で形態と機能を温存する

2018年5月22日　初版発行

監　修　者	渡邉一夫　堀　智勝
著　　　者	宮﨑紳一郎　福島孝徳
発　行　者	楠　真一郎
発　　　行	株式会社近代セールス社
	〒164−8640　東京都中野区中央1−13−9
	電　話　03−3366−5701
	ＦＡＸ　03−3366−2706
編　集　協　力	金田雄一
装丁・デザイン	樋口たまみ
取　材　協　力	新百合ケ丘総合病院
印　刷　・　製　本	株式会社アド・ティーエフ

ⓒ2018 Shinichiro Miyazaki / Takanori Fukushima

本書の一部あるいは全部を無断で複写・複製あるいは転載することは、法律で定められた場合を除き著作権の侵害になります。

ISBN978-4-7650-2108-1